JN280021

自閉症幼児の他者理解

別府 哲 著

ナカニシヤ出版

自閉症幼児の他者理解

目次

第 1 章　自閉症の他者理解　1
　第 1 節　原因論の変遷と社会性の障害　3
　第 2 節　「心の理論」欠損仮説にみられる他者理解の障害　8
　第 3 節　自閉症の「心の理論」欠損仮説に対する批判と課題　19

第 2 章　ジョイント・アテンション，愛着，自己認知と他者理解　31
　第 1 節　自閉症児のジョイント・アテンション　33
　第 2 節　自閉症幼児の愛着　46
　第 3 節　自閉症の鏡像認知にみられる自己認知　52

第 3 章　自閉症幼児における，ジョイント・アテンション，愛着，鏡像認知と他者理解に関する仮説的モデル　57
　第 1 節　本研究での仮説的モデル　57
　第 2 節　本研究の構成　60

第 4 章　自閉症幼児におけるジョイント・アテンション行動としての指さし理解の発達と障害（その 1）横断的研究　63
　第 1 節　問　題　63
　第 2 節　実　験　1　66
　第 3 節　実　験　2　73
　第 4 節　全般的考察　79

第5章 自閉症幼児におけるジョイント・アテンション行動としての指さし理解の発達と障害
（その２）縦断的研究　　83
　第1節　問　　題　83
　第2節　方　　法　87
　第3節　結　　果　88
　第4節　考　　察　98

第6章 自閉症幼児における愛着行動と他者の心の理解：
話し言葉を持たない就学前の事例検討を通して　　101
　第1節　問　　題　101
　第2節　方　　法　104
　第3節　結　果　と　考　察　107
　第4節　全　般　的　考　察　118

第7章 挑発行為を頻発した自閉症幼児における他者理解　　121
　第1節　問　　題　121
　第2節　方　　法　124
　第3節　結　果　と　考　察　126

第8章 自閉症幼児における鏡像認知　　143
　第1節　問　　題　143
　第2節　方　　法　147
　第3節　結　　果　148
　第4節　考　　察　153

第9章 総合的考察と今後の課題　　157
　第1節　本研究のまとめと仮説的モデルの検討　157
　第2節　自閉症幼児における他者理解の形成　165

引用文献　169
索　　引　179
初出一覧　185
あとがき　186

第1章
自閉症の他者理解

　近年，他者の心を理解する能力の欠損，すなわち「心の理論（theory of mind）」の欠損を自閉症の中核的障害とする立場（例えば，Frith, 1989）が注目を集めている。この「心の理論」欠損仮説は，それを調べる誤った信念課題などに，精神年齢（Mental Age：以下，MAと略記）が同じであっても自閉症児の場合，健常児や精神遅滞児にくらべて障害特有的に通過できない点で，数多くの研究が一致した結果を出していることを一つの論拠としている。そしてこの仮説は，自閉症における「心の理論」欠損を前提に，トップダウン的にその発達的起源を求める方向に進んでいると考えられる。この流れの中で自閉症は，「人々との情緒的接触を通常の形で持ち合わせないで，この世に生まれてきた」（Kanner, 1943）という一般的印象をさらに強化され，場合によっては，他者理解すべてが困難な障害であるという誤解を与えかねない状況となっていることが推察される。

　それに対し，近年出されてきた高機能の自閉症者による自伝（例えば，Bemporad, 1979；森口，1996；Williams, 1992）には，自閉症児者が，他者の心的世界を理解しようとし，障害特有の困難さを抱えつつも，彼，彼女なりに理解を深めていく様子がえがかれている。その意味では，自閉症の「心の理論」欠損を前提にトップダウン的にその発達的起源をさぐる方向ではなく，他者理解をボトムアップ的に追求し，自閉症児者が他者をどのように把捉しているのか，そしてその際，他者の心的世界の存在や内容をどのように理解しているのか，あるいは理解できない限界をもっているのかを丁寧に検討していく作業が求められていると考える。

　本研究は，以上の問題意識から，自閉症児が心の存在や内容を含めた他者理解をどのように行っているかを，「心の理論」欠損を前提にしたトップダウン

的アプローチではなく，ボトムアップ的に追求することを目的とするものである。そのために，以下の三点に留意する。

　一つは，対象として，主に話し言葉をもたない発達レベルの，知的障害を併せもつ自閉症幼児を取り上げることである。これは，他者の心の理解の発達的起源を検討するためには，「心の理論」を調べる諸課題（例えば，誤った信念課題）に通常の発達では通過するといわれるMA4歳前後だけではなく，それ以前の発達レベル（ここでいえば，0歳後半～2歳前後）の自閉症児について検討する必要があるからである。これまでなされてきた「心の理論」欠損仮説を支持するさまざまな研究は，他者の心の内容そのものを子どもに言語で問い，応答させる課題を用いたものがほとんどであった。それは当然，設問の言語内容を理解するレベルの対象を想定することになる。その結果，研究の被験者の多くは，MAが4歳以上であり，MA2歳以前を対象としたものはあまりみられていない。

　二つは，MA2歳以前の自閉症幼児の他者理解を検討するために，それと関連すると考えられる，ジョイント・アテンション，愛着，鏡像認知を取り上げることである。ジョイント・アテンションについては，通常の発達でいえば生後10カ月～1歳ころに形成される行動であるが，それが「心の理論」の発達的起源を示すものとして近年注目されている（例えば，Baron-Cohen, 1995）。また，他者理解の発達的起源を調べるためには，他者が心の内容をどのように理解するかを問う以前に，他者が心をもつ存在であることをどのように理解するのかを検討しなければならない。他者が心をもつ存在であることの理解は，他者が，対象にある心的状態をもつという意味で自分と同じであるが，自分とは違う心的状態をもつことができる存在でもあるということの理解を含むものとされている（例えば，麻生，1992；子安・木下，1997；Hobson, 1993）。これは自他分化とも関わった問題であり，その意味では自己認知の問題とも不可分と考えられる。しかし，「心の理論」欠損仮説ではこの領域をこれまで十分取り上げているとはいえない。鏡像認知は，その自己認知を測定する，一つの重要な指標なのである。また，自他分化の問題は，具体的な自他関係のあり様を検討する中で追求されることが重要であり，その際の具体的な他者として，愛着対象も大きな意味を持つことが予想されるのである。

三つは，横断的な実験研究と，縦断的な日誌的観察による事例研究を併用することである。誤った信念課題のような，言語で他者の心の理解を問い応答させる課題は，閉じた個体内での認知プロセスの問題として他者理解を扱おうとするものである。そこでは，他者が心をもつ存在であることの理解はすでに成立していることを前提とした議論となっている。しかし，さきほど述べたように，他者理解の発達的起源をさぐるためには，自他分化の成立と他者の心の存在の理解自身が明らかにされねばならない。そして，こういった課題を検討の射程に入れるためには，誤った信念課題のような認知プロセスを調べる課題によるのではなく，具体的な他者との関係またはコミュニケーションそのものを対象にして，自他関係のあり様を調べることが必要になる。このように，自他関係のあり様を明らかにするためには，日誌的観察による事例研究も重要な意味をもつと考えられるのである。

　本研究では，以上の点をふまえ，自閉症幼児の他者理解をボトムアップ的なアプローチで追求することとする。

第1節　原因論の変遷と社会性の障害

　Kanner（1943）が，早期幼児自閉症（early infantile autism）として11例の症例を発表してから，50年以上が経過した。現在，自閉症（autism）は，対人関係を中心とするいくつかの行動で定義される行動的症候群であり，また，人生の早い時期に広範な領域で障害があらわれ，発達の過程によって状態が変わっていく広汎性発達障害（pervasive developmental disorders）ととらえられている。その障害の基礎には，いまだ特定はできないが，脳の機能障害が素因として存在することが強く推定されている。

　自閉症は，Kanner（1943）が最初の論文を提出して以来，対人関係を含む社会性の障害をその中核としてとらえられてきた。これは，現在の精神障害の診断基準の一つであるDSM（Diagnostic and Statistical Manual of Mental Disorders）-IVでも引き継がれており，そこでは「意思伝達の質的な障害」，「行動，興味および活動の明らかな制約，反復的で常同的な儀式の存在」と共に，「対人的相互反応における質的な障害」があることを，その診断の必要要

件として位置づけている。

　しかし，自閉症の原因論をみると，この50年の間に，大きな転回が三回あった。質量ともに膨大な研究が継続して行われた病態でのこのような変化は，自閉症をおいて他にないといわれている（杉山，1996）。そして，その原因論の変遷の中心的論点の一つは，社会性の障害をどう位置づけるかということであった。社会性とは，人が物との関係ではなく，人との関係をもつことができることを，特に発達研究の文脈でそのように呼ぶものであり，その意味では，対人関係能力とほぼ同義である。そして，本研究で検討していく他者理解は，対人関係能力の形成においては大きな役割を担うことが予想され，両者は密接な関連があると考えられる。ここでは，原因論の変遷を以下の1～3期に分けて素描する中で，社会性の障害の位置づけとそれへどのようにアプローチしようとしてきたのかを検討することとする。なぜならこれは，他者理解を，自閉症の障害の中にどのように位置づけ，アプローチするのかという問いへの示唆を与えてくれるものと考えられるからである。

1-1：第1期・Kannerによる自閉症概念の提出

　まず第1期として，Kanner（1943）の症例発表以後，約20年ほどの間の，自閉症を非常に稀にしかみられない後天性の情緒障害として把捉した時期が指摘できる。当初，Kanner（1943）は，先ほどの引用に示されるように，自閉症の中核的症状を対人関係にみられる社会的情緒的側面にみてとりつつ，一方でその起源を生得的な，生物学的器質的なものと考えていた。しかし，Kanner自身が，その生得的なものは何かという問いをこれ以上追求せず，しかも，自閉症の親が几帳面で完全主義的で，子どもを非常に客観的に見られるが情緒的潤いに欠けるなどの，親の性格について衝撃的な報告をしたこと（このあたりは，野村，1992に詳しい），そして分裂病との異同がさまざまに議論される（このあたりは，山崎，1987に詳しい）中で，生物学的で生得的な要因よりも，心因性で後天的な要因が強調されることとなった。具体的には，例えば，Bettelheim（1967）のように，自閉症を，不適切な養育環境に対する否定的な情緒的反応ととらえる論が主流となったのである。このように，当初は，自閉症の一次的障害として社会性障害を位置づけ，しかもそれを後天的に

形成される心因性のものと把捉していたことを特徴とするといえる。一言付言しておけば，この親の性格の問題などは，後に，自閉症の親にのみ特徴的な病理は認められない（Ornitz & Ritvo, 1977）ことが明らかにされ，現在では否定されるところとなっている。

1-2：第2期・言語・認知障害説

1-1で述べたとらえ方が，1970年前後に大きく転回する。中根（1977）はこれを，天動説から地動説への転回になぞらえて「コペルニクス的転回」と呼んだが，その中心となったのが，Rutter（1968）らによる，言語・認知障害説である。これは，二つの点で1-1で述べた把捉とは正反対であった。一つは，この障害が後天的で心因性のものでなく，先天的な器質的障害に基づく発達障害であるとしたことであり，二つは，その一次的障害が，社会性障害にあるのではなく，言語・認知障害にあるとしたことである。そこでは，（1）言語発達の遅れと特有な言語症状は，自閉症にほとんど認められる症状であること，（2）言語的概念，抽象，象徴能力などに著明な欠損を示すこと，（3）予後研究の結果，社会的閉じこもりを示さなくなった症例でも，話し言葉をもたないものがあること，（4）思春期にてんかん発作を起こす症例があることなどを，その根拠として挙げている。

第1期には，自閉症の一次的障害は社会性障害であり，認知や言語の発達の遅れ・歪みは本来的な障害ではないと考えられてきた。すなわち，それは，社会性の障害に影響を受けた二次的障害であり，だからこそ，社会性の障害が改善すれば，認知や言語も本来の能力を発揮できると予想されていたのである。これは，Kanner（1943）が当初，自閉症はすぐれた認知的能力をもっていると指摘したことも，その考えを支持するものとして考えられてきた。例えば，自閉症児が，幼児期から詩や子守歌を暗唱したり，歴代大統領の名前を覚えたり，過去の年月日の曜日を言い当たりする（カレンダー記憶と呼ばれる）などの，機械的暗記力にすぐれていることや，パズル・はめ板などの構成的操作能力が特異的にすぐれていることなどである（Kanner, 1943）。しかし，言語・認知障害説では，こういった一部の卓越した能力があくまで部分的で，全体の能力を示してはいないこと，そしてなによりも，こういった発達のアンバ

ランス自身が自閉症の障害の特徴であると論じたのである。一例として，カレンダー記憶を取り上げる。熊谷（1991）によれば，自閉症児のカレンダー記憶は，それに対する反応時間を測定した結果から，曜日を頭の中で計算し算出するのではなく，脳裏に浮かぶカレンダーの視覚的な直感像をめくって見ているかのように操作している可能性を示唆している。障害をもたない者は，年少の際にはまだ直感像が鮮明だが，年長になるとそれが次第に不明瞭になる。それは，言語の獲得に伴い，思考も言語を媒介としたものとなるためであり，その結果，言語的に意味づけられていない視覚的な直感像は不鮮明になるのである。この考えを適用すれば，自閉症児のカレンダー記憶は卓越した能力では決してなく，逆に，言語を媒介とした思考能力の弱さをその背景に有している結果と考えられるのである。このように，自閉症の卓越した能力も，実はある能力の欠損ないしは弱さがあるがゆえにみられる現象であり，その意味では，認知障害のあらわれと考えられるようになったのである。

　こういった把捉の中で，自閉症の対人関係を含む社会性障害は，言語・認知の一次的障害から引き起こされる，二次的障害であると位置づけられることとなる。その結果，自閉症の社会性障害に関する研究は，相対的に後景にしりぞくこととなった。これは，一つには一次的障害の位置づけによるものであり，二つには，言語や認知障害の改善が行動主義的な技法によって具体的な研究・教育の対象となりやすいのに対し，社会性障害そのものは漠然としていて，行動主義的な技法の対象とならなかったことにもよると考えられる。ただし，他者理解という側面から考えると，この言語・認知障害説は，自閉症の社会性障害を，心因性の曖昧なとらえどころのないものから，社会的状況や他者の心的世界の理解といった社会的認知やコミュニケーションの障害との関連で理解する，新たなアプローチの視角を提示したものでもあったといえよう。

1-3：第3期・カナーへの回帰

　この自閉症の一次的障害を言語・認知障害に求める説に対し，1980年代に入るころより，新たな原因論の展開が指摘されている。それは，自閉症が先天的な脳の機能障害を素因とするという点では，認知・言語障害説を踏襲しつつ，しかし，一次的障害は言語・認知障害ではなく，社会性障害にあるとする考え

である。これは基本的には，Kanner（1943）が最初に述べた主張と一致するという意味で，「カナーへの回帰」（野村，1992）と呼ばれている。

　この原因論の転回には，いくつかの理由が指摘されている。一つは，例えば，受容型発達性言語障害児との比較から，同じ言語障害があるにもかかわらず，自閉症のような社会性障害を引き起こさないものがあることの指摘（例えば，Cantwell, Baker, Rutter & Mawhood, 1989）である。すなわち，社会性障害が，言語・認知障害から必然的に発生するとはいえないことである。

　二つは，自閉症の認知障害が，モノの世界を相手にする際にはあまり明瞭にならないのに対し，社会・情緒的手がかりを処理する際にはより明確にみられることである。例えば，自閉症児において，他者を，モノを手に入れるための道具として利用することでも成立する，原命令形（protoimperative）の指さし（要求の指さしと同義）はみられるのに，他者を同じ対象に注意や興味関心を向ける相手としてとらえる必要のある，原叙述形（protodeclarative）の指さしはほとんどみられないこと（例えば，Curcio, 1978）などが挙げられる。同じ指さしではあるが，他者の注意や興味関心の方向といった，社会情緒的手がかりの処理が必要なのは，後者の原叙述形の指さしと考えられ，そこに自閉症の障害特有の問題がみられることが明らかとなったのである。

　三つは，認知の障害がかなり改善されても，その社会性障害は残存するということである。Wing & Gould（1979）は，自閉症の対人関係における三つのタイプを明らかにした。一つは，他者との接触を避ける孤立型（aloof type）であり，二つは，他者を避けることはないが，その指示に受け身的に従うことが多い受動型（passive type），三つは，他者に積極的に自分から関わるが，例えば一方的に同じ質問を繰り返すような奇妙な関わりをする積極奇異型（active but odd type）である。そして，就学前の自閉的な子どもの大半が孤立型であるのに対し，それが年長になるに従い，受動型，積極奇異型へ移行し，その逆の移行はあまりみられないことも明らかとなった（Lord, 1984）。そして，この孤立型は話し言葉をもたない者が多いが，積極奇異型は言語能力もかなり高い者が多いことが指摘されている。この積極奇異型にみられるように，言語能力ではかなり改善がみられている自閉症児でも，対人関係は奇異であり，社会性障害は決して軽いとはいえないのである。これは例えば，青年期になっ

て就労した自閉症者のうち，受動型よりも積極奇異型の方がかえって，対人関係などでさまざまなトラブルを起こし，就労挫折するものが多いという指摘（杉山，1998）にもあらわれている。

　このように，自閉症の原因論は，それを後天的で心因性のものとみるか，先天的な器質的障害とみるかという軸と，一次的障害を社会性障害にみるか言語・認知障害にみるか，という軸において，転回してきた。そして，現在は，先天的な器質的障害とした上で，しかし社会性障害を一次的障害ととらえる立場が主流となっている。その意味では，社会性障害は，第1期と違った，新たな視角からのアプローチを伴って注目を浴びていると考えられる。その新たな視角からのアプローチの一つが，社会的認知や対人理解・対人認知を切り口としたアプローチである。それは，社会性障害を，他者と関わりたくないという動機的側面や，力動的な把握ではなく，他者の心的世界や社会的状況の認知が困難であるがゆえに，他者と関われない，不適切な行動をとると仮説してアプローチするものと考えられる。そして，その代表的なものとして登場してきたのが，次節で検討する「心の理論（theory of mind）」欠損仮説なのである。

第2節　「心の理論」欠損仮説にみられる他者理解の障害

2-1：「誤った信念」課題

　「心の理論（theory of mind）」とは，Premack & Woodruff（1978）が提唱した概念といわれる。それは，自己および他者の目的・意図・知識・信念・思考・疑念・推測・ふり・好みなどの内容が理解できる場合に，その人間は「心の理論」をもっていると考えるものである。これを理論と呼ぶのは，以下の二つの理由による。一つは，心的な状態というものが，直接観察できる現象ではないこと，だから推論に基づいてはじめて構成されるものであるということである。二つは，その心の理論を構成すると，他者の行動をある程度予測できるようになるということである。これは，現象の奥に存在する本質を推論して構成し，それによってさまざまな現象の生起を予測する科学理論と同じであるという意味で，理論と名付けられている。

　それに対し，Dennett（1978）は，他者の行動を誤った信念（false belief）

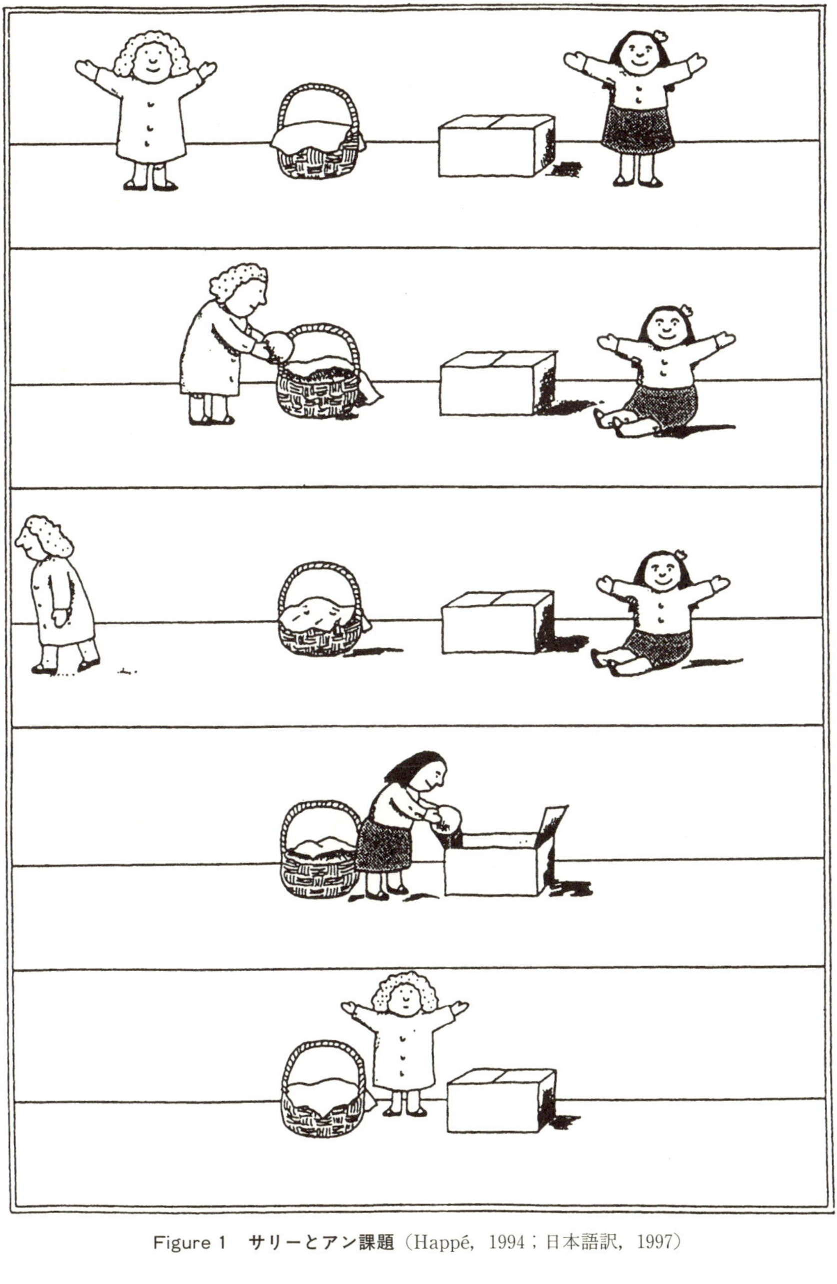

第2節　「心の理論」欠損仮説にみられる他者理解の障害　　9

Figure 1　サリーとアン課題（Happé, 1994；日本語訳, 1997）

に基づいて理解し予測する場合以外は，他者の信念の理解がなくても可能であると主張した。これは，さきほどふれたように，他者の心的世界が直接観察できる現象でなく，推論に基づいてはじめて構成されるとするため，現実の状態や自分の正しい知識からだけでは他者の行動が予測できない，誤った信念の理解が必要と考えたのである。

　そして，誤った信念を調べる課題として考案された，サリーとアン課題を，自閉症に初めて施行したのが，Baron-Cohen, Leslie & Frith（1985）であったのである。ここで使われたサリーとアン課題とは，次のようなものである（Figure 1参照）。被験者は，サリーとアンと名付けられた人形を見せられる。サリーは，自分のビー玉をバスケットの中に入れてそこから立ち去る。そしてサリーがいない間に，いたずらなアンは，サリーのビー玉をバスケットから自分の箱に移し変え，立ち去る。それからサリーが戻ってくるところまでを見せて，子どもに次のように質問する。「サリーはビー玉を取りだそうとして，どこを探すでしょうか？」。サリーは，アンがビー玉をバスケットから箱に移し変えたことを知らないので，現実の状態（ビー玉は箱の中にある）とは違う，誤った信念（ビー玉はバスケットの中にある）をもっているはずである。この結果，3～5歳の健常児の85％，MAでは自閉症児より低いダウン症児の86％が正答したのに対し，MAがダウン症児より高く，4歳を越えている自閉症児20名のうち，正答したのは4名（20％）でしかなかったのである。これは，自閉症児も統制群と同様，「ビー玉は初めはどこにありましたか」という記憶を問う質問や，「ビー玉は本当はどこにありますか」という現実認識を問う質問には，正答していることから，この結果を不注意や記憶の問題に帰因させることはできないと考えられたのである。

　これは，この後もさまざまな人によって追試され，一貫して同じ結果が得られている（例えば，Leekam & Perner, 1991；Reed & Peterson, 1990）。

　同様のことは，Baron-Cohen, Leslie & Frith（1986）が行った，4コマの絵を並べかえて物語になるようにする課題からも示されている。その結果，自閉症児は，他者の心的状態を理解する必要のない物語課題（例えば女の子が走って道端の物につまずいて転ぶという物理的因果関係の物語）ではMAを同じくした統制群のダウン症や健常児と同程度に正答した。ところが，他者の誤

った信念理解を必要とする物語課題（例えば，女の子が人形を置いて花を摘んでいる間に，別の子が人形をもっていってしまう。女の子が花を手にして振り返った時に，あるはずの人形がないのを知って驚くといった物語）になると，自閉症児は，統制群の子どもより有意に低い正答率しか示しえなかったのである。

以上のような研究が，「誤った信念」課題ではかられるような，心の理論の欠損が，自閉症の一次的障害であるとする仮説を生み出す契機となったのである。

2-2：Leslieのメタ表象仮説

心の理論の欠損を自閉症の一次的障害と考えるためには，自閉症が示すさまざまな障害特有の特徴を，網羅的に説明できなければならない。その自閉症を定義づける特徴として，Wing & Gould（1978）のいうところの，自閉症の三つ組みはよく知られている。それは，①他者との相互的やりとりの欠如に代表される対人関係の重度の障害，②言語および非言語の両面にわたるコミュニケーション障害，③ごっこ遊びなどの想像的活動の欠如と常同的，反復的な活動のパターンである。これは基本的に現在も承認されており，自閉症の診断基準を明示した，DSM-IV や ICD-10 でも踏襲されている。

この中で，①の対人関係はもとより，②のコミュニケーション障害も，研究が進む中で，心の理論の欠損と強く関連することが明らかになっている。例えば，コミュニケーションの重要な一形態である話し言葉を取り上げれば，自閉症は統語論的・意味論的に障害があるのでなく，語用論的な側面に大きな障害をもっていることが指摘されている。具体例を挙げれば，WISCの検査項目の中に「理解」というものがあるが，そこにある「もし怪我をしたらどうしますか？」という問いに，自閉症児が「血が出る」と答えるものがある（Frith, 1989）。これは，食事中に他者が「お塩ある？」と尋ねたのに対し，「ある」とだけ答えて食べ続ける自閉症児の例（Happé, 1994）と同じである。両者に共通しているのは，質問の文脈と，その問いにこめられた質問者の意図を読み取れていないことである。前者であれば，怪我をした場合どうなるかという事実を問うているのでなく，対処法を聞いているのであり，後者で言えば「お塩を

取って欲しい」という言外の意図がある。自閉症児は、そういった他者の心を読むことが難しいため、語用論的な誤りを犯すと考えられるのである。

　それでは、自閉症の三つ組みのあと一つである、③のごっこ遊びなどの想像的活動の欠如と常同行動、反復的な行動のパターンはどうやって説明できるのだろうか。これに対し、Leslie (1987), Leslie & Roth (1993) は、メタ表象（metarepresentation）というデータ構造（data structure）を想定することで、これと心の理論の障害を結び付ける論を展開した。メタ表象とは、現実のある状況について知覚されたものをそのまま記録する一次的表象と異なり、動作の主体者の心的状態をあらわしたものとされる。例えば、「母親が、バナナを、『これは電話だ』というふりをした」という、ふり遊びを理解することを考えてみよう。ここには、二つの特徴がある。一つは、現実対象の表象である一次的表象（ここでいえば、「これはバナナである」）に対して、デカップルされた（decoupled：切り離された）表象（ここでいえば、『これは電話である』）を考えることである。この『　』内の部分は、その指示関係、真実、存在に関する真偽判断は保留されることが特徴である。二つは、動作の主体者（ここでは、母親）が、ある命題（『これは電話だ』）に対してもつ一つの態度（ここでは、「ふりをする」）を、子ども自身が表象していることである。こういった命題的態度の理解は、「信じている」「欲している」という心的世界の理解に共通するものである。その意味で、ごっこ遊びがメタ表象を必要とするのであれば、そのメタ表象が心的世界の理解に必要であるという点で、両者は結び付けられる。このことより、自閉症がごっこ遊びに障害をもつことも、心の理論の欠損から説明可能であるとされたのである。

　このようにして、「心の理論」欠損仮説は、それを一次的障害とすることにより、自閉症の三つ組みを網羅的に説明できることが提示され、さまざまな研究者から注目を集めることとなったと考えられる。

2-3：信念の理解

　心の理論欠損仮説に依拠して、心的世界のさまざまな側面の実証的研究が行われてきている。その代表的な一つが、誤った信念についての研究である。これを調べる課題として、サリーとアン課題については、2-1で説明した。

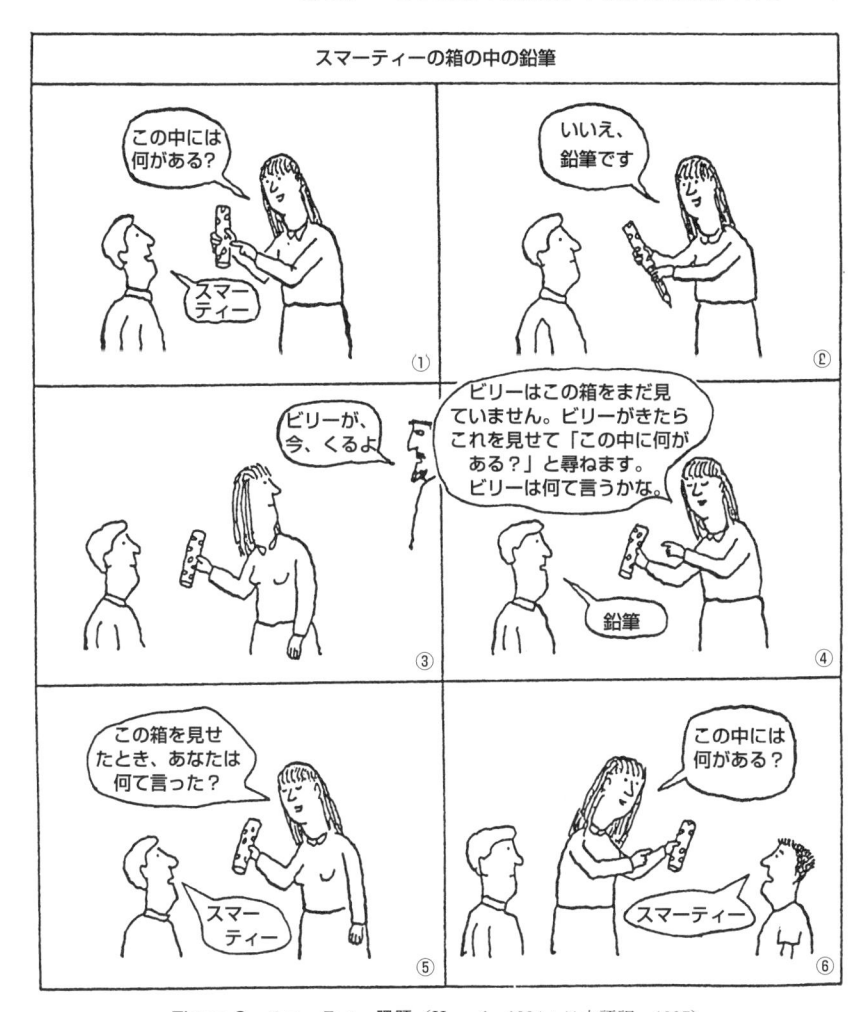

第 2 節　「心の理論」欠損仮説にみられる他者理解の障害　13

Figure 2　スマーティー課題（Happé, 1994 ; 日本語訳, 1997）

　もう一つ，これを調べる課題として考案されたのが，スマーティー課題（Perner, Frith, Leslie & Leekam, 1989）である（Figure 2 参照）。このスマーティーとは，子どもがよく食べるキャンディの商品名で，その箱を見せると，大多数の子どもはキャンディが入っていると思うものである。被験者は最初，蓋をしたスマーティーの箱を見せられ，そこに何が入っているか聞かれる。被験者が，「キャンディ」「スマーティー」と答えたところで，箱の蓋を開け，中

に実際に入っている鉛筆を見せる。再度蓋をし，次の質問を行う。「（ここに今いない）ビリーが来たら，この箱の中は何だと思うか尋ねます。彼は何と言うでしょうか。」この場合，ビリーは現実の状態（箱の中には鉛筆が入っている）を知らずに「箱の中にはキャンディが入っている」という，誤った信念をもっていると考えられる。また，この課題は，自分自身が以前持っていた誤った信念から正しい信念への変化を経験しているという意味で，サリーとアン課題よりも易しいことが予想される。ところが，結果としては，4歳の健常児の大半が正答できるのに対し，MAでは同じ4歳以上でありながら自閉症児は一貫して理解に困難を示したのである（同様の結果は，Naito, Komatsu & Fuke, 1994 ; Leslie & Thaiss, 1992）。

このように，健常児であれば4歳以後理解が成立する，誤った信念を，自閉症児はMAが同じであっても理解に困難を示すことが明らかとなっている。

2-4：表象的理解を必要とする欲求・意図の理解

それでは，心的世界の働きの一つである，欲求や意図の理解はどうであろうか。先行研究では，欲求や意図を二つのレベルに分けて論じている。それは，一つは，目的とその結果で欲求の充足の有無が理解できるレベルであり，表象的理解を必要としないものである。そしてもう一つは，結果が目的に十分にはあわない場合の望ましさ（desirability）の理解や，欲求や意図が途中で変化することの理解など，表象的理解を必要とするレベルである。結果から言えば，自閉症児は，前者の表象的理解を必要としないレベルでは，欲求・意図を理解できるが，後者の表象的理解を必要とするレベルには障害を示すことが明らかとなった。

例えば，Baron-Cohen（1991b）では，欲求が満足されなかった場合の主人公の気持ちを予測させるという，目的と結果から欲求充足の有無を理解できる課題を施行した。その結果，自閉症児は57.7％が正答し，これは知的障害児の59.4％と有意差を示さない数値であった（健常児は92.1％）。一方，物語の主人公の目的が文脈からしか推測できない暗黙の場合や，目的が途中で変わってしまう場合の，欲求や意図の理解を問う課題では，4～6歳の健常児や知的障害児と比較して，自閉症児は有意に低い正答率にとどまったのである

(Phillips, Baron-Cohen & Rutter, 1995)。

　このように，自閉症が，欲求や意図といった心的世界の理解に障害を示すという場合，それは表象的理解を必要とするレベルに特徴的にみられることが示唆されたのである。

2-5：認知的感情の理解

　この表象的理解を必要とするレベルの，心的世界の理解の問題は，感情の理解においても示されている。Wellman（1990）は，感情を二つのレベルに分けることを提案している。一つは，状況によって引き起こされる，喜び，悲しみ，怒り，恐怖などの単純な感情であり，もう一つは，驚き（surprise），当惑（embarassment）といった感情である。後者は，例えば驚きでいえば，ある予想を裏切る事実が明らかになった時にその感情を味わうというように，ある信念との関係で生じる感情である。Wellman（1990）はこれを，認知的感情と呼んでいる。

　Baron-Cohen, Spitz & Cross（1993）は，喜びや悲しみといった単純な感情と，認知的感情としての驚きの理解を調べた。その結果，自閉症児は，単純な感情はほとんど理解できたのに対し，驚きについては対照群よりも有意に低い正答率しか示さなかった。しかも自閉症児はしばしば，驚いている表情が口を開いていることに注目し，あくびをしているとか空腹だといった説明をしたのである。また，Fombonne, Siddons, Achard, Frith & Happé（1994）も，喜びや悲しみの理解は本来心の理論を必要とせず，それを必要とするのは驚きや困惑の理解であること，そして自閉症児は後者に困難を示すことを明らかにした。

　このように，感情認知においても，欲求や意図の理解と同様，自閉症児が困難を示すのはその表象的理解を必要とするレベルであることが示唆されたのである。

2-6：心的な世界の表象の理解

　以上の結果は，自閉症が，信念や欲求・意図，感情の理解に困難を示すのが，その表象的理解を必要とするレベルであることを示している。そうであれば，

それは，心的世界にとどまらず，表象的理解そのものの困難を反映していると考えられるのだろうか。これについては，いくつかの反証が出されてきている。

例えば，Leekam & Perner（1991）は，誤った信念課題と形式的に等価な「誤った写真」課題を用いて検討している。「誤った写真」課題（Zaitchik, 1990）とは，次のようなものである。被験者は，人形が赤い服を着ているところをポラロイドカメラで撮り，抜き取った写真はできあがるまで机の上に伏せて置かれる。その後，人形を青い服に着替えさせるのを見せて次のように質問する。「写真では，人形は何色の服を着ていますか。」これは，他者の信念という心的な世界の表象が，物理的表象である写真にかわっている以外は，以前の表象が現実の状態と一致しないという点で，誤信念課題と同じ構造をもつと考えられる。ところが，実験の結果，この写真課題では，自閉症児は94.7％が正答し，3～4歳の健常児の51.4％よりも有意に高い値を示したのである。これは同時に施行した誤信念課題が，従来の結果と同様，健常児の正答率51.4％に対し，自閉症児が31.6％であったことと対照的である。

このように，自閉症児は表象的理解そのものに困難をもつのではなく，それでもって心的世界を理解する際にのみ障害を示すことが明らかとなったのである。

2-7：だましの理解

自閉症の「心の理論」欠損仮説は，他者の心的状態の理解だけでなく，他者の心的世界を理解した上で操作する側面でもあらわれると考えられる。そういったことを検討する一つの領域に，だまし（deception）の理解がある。

だましとは，現実についての他者の信念を操作するものであり，メタ表象を必要とする心的活動である。

例えば，Sodian & Frith（1992）は次のような課題を提示した（Figure 3参照）。被験者は，目の前の箱にお菓子を入れ，蓋をするところをみせられる。そして，友達であるうさぎの人形と，泥棒であるおおかみの人形を提示されて，「いつでも友達を助けなさい。泥棒を助けてはいけないよ」と教示される。その後，友達や泥棒の人形がやってきて，「箱は開いている？」と被験者に尋ねたときに，被験者がどう答えるかを調べるものである。正答は，友達であるう

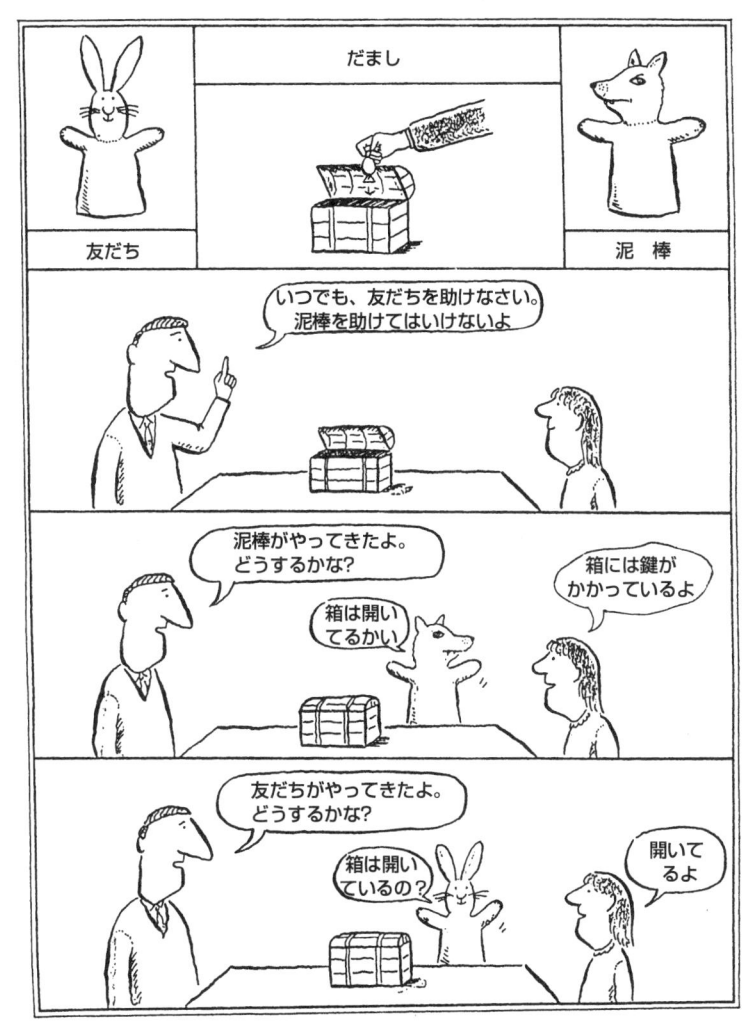

第2節 「心の理論」欠損仮説にみられる他者理解の障害　17

Figure 3　Sodian & Frith (1992) のだましの課題
(Happé, 1994；日本語訳, 1997)

　さぎには「開いている」という真実を伝え，泥棒には「鍵がかかっている」という嘘を伝えることで，相手に誤った信念を持たせることになる。この結果，4歳の健常児と言語性MA 5歳の知的障害児全員が正答したのに対し，言語性MA 4～5歳の自閉症児はほとんどすべてが誤答し，言語性MA 6～12歳でも

18 第1章 自閉症の他者理解

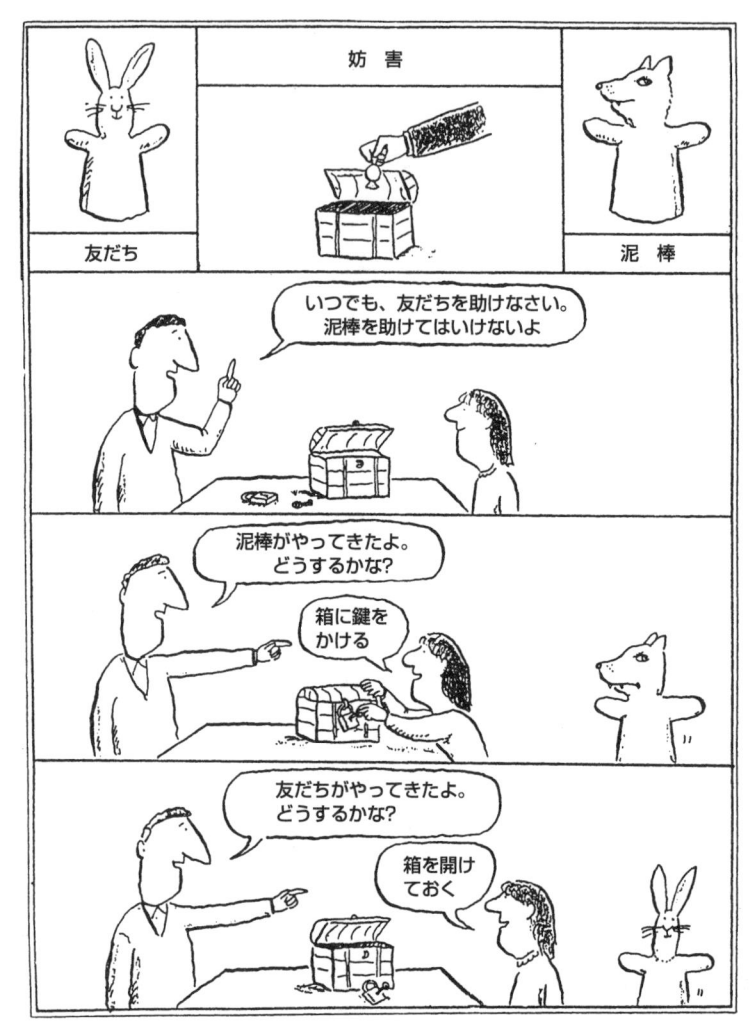

Figure 4 Sodian & Frith (1992) の**妨害課題** (Happé, 1994；日本語訳, 1997)

正答率は60％でしかなかった。
　これは同時に Sodian & Frith (1992) が行った，妨害条件 (Figure 4 参照) の結果と比較することでより明確になる。妨害条件では，だましの場合と同様，被験者が箱の中にお菓子を入れて蓋をするところをみせられ，「いつでも友達を助けさない。泥棒を助けてはいけないよ」といわれ，箱にかける鍵が与えら

れる。そして泥棒のおおかみや友達のうさぎが入れ替わりやってくる時に，実験者が「泥棒（友達）がやってきたよ。どうするかな」と質問するのである。正答としては，泥棒が来たら，お菓子を取れないように箱に鍵をかけ，友達が来たら鍵をかけずに箱を開けておくこととなる。ところが，さきほどのだましでは，有意に劣った成績しか示さなかった自閉症児が，この妨害条件では，健常児や知的障害児と同様に正答することができたのである。これは，他者の心的世界を操作することにのみ，自閉症児が困難をもつということを明瞭に示すこととなった。

Baron-Cohen（1992）は，コインを両手のいずれかに隠すゲームを施行した結果を報告している。そこでも，自閉症児はコインを隠すことはできたものの，空の方の手を広げたままにしたり，相手が答える前に正答を教えてしまい，相手をだますことには失敗したことが示されている。

このように，自閉症児は，他者の心的世界を理解できない結果，他者の信念を操作すること自身にも困難をもっていることが明らかとなった。

第3節　自閉症の「心の理論」欠損仮説に対する批判と課題

第2節でふれたように，さまざまな心的世界の理解で，自閉症児が障害特有の困難を抱えていることが明らかにされてきた。そしてそれは，心的世界の表象的理解のレベルに特徴的にあらわれるものであり，健常児でいえば4歳以後成立するものであることも示された。そういった心的世界の表象的理解を可能にするものとしての「心の理論」が欠損していることが，自閉症の三つ組みを網羅的に説明できることから，それを自閉症の一次的障害ととらえる仮説が現在，大きな研究の流れとなっているのである。

しかし，「心の理論」欠損仮説に対し，さまざまな批判も出されており（例えば，Happé，1994）その中でこの仮説が抱える課題も浮かび上がってきている。ここでは，その批判のいくつかを取り上げ，特に自閉症の他者理解を考える場合に今後，検討すべき課題を明らかにする。

3-1：「心の理論」欠損では説明できない自閉症の特徴

　まず最初に，「心の理論」欠損仮説への批判として，その仮説では説明できない自閉症の特徴があるとする指摘を取り上げる。

　これは，二つの側面から指摘されている。一つは，自閉症の三つ組みとして取り上げた，第三番目の特徴である，ごっこ遊びなどの想像的活動の欠如と常同的，反復的な活動のパターンの存在の説明である。その特徴の前半部分である，ごっこ遊びなどの想像的活動の欠如は，第2節でふれたLeslie (1987) のメタ表象仮説によって，「心の理論」欠損仮説と結び付けられることを指摘した。しかし，特徴の後半にある，常同的，反復的な活動のパターンの存在は，「心の理論」欠損仮説では説明できないのではないか，という指摘である。それに対し，例えば，常同行動（stereotype）は，動作・位置・姿勢・言語などで，同じ一定のパターンを一定時間以上繰り返し続けるものであるが，自閉症に限らず，視覚障害や重度の知的障害にもみられることが指摘されている。また，自閉症の発達の中で常同行動が消失する場合があることも指摘されており（例えば，山上，1988），必ずしも自閉症に随伴する特徴ではないといえるかもしれない。しかし，常同行動を，反復的な活動である同一性保持（sameness）の一形態として考えれば，それは発達によって形態は変えつつも，自閉症の特徴としてあらゆる時期に存在することも指摘されている。石井・若林（1967）は，自閉症の同一性保持を，単純反復運動・興味の限局・順序固執・強迫的質問癖・ファンタジーへの没頭の5つに分け，この順序で発達的に移行することを明らかにした（これは，神野，1989 でも確認されている）。この，常同的，反復的な活動のパターンの存在が自閉症の特徴として必要なものであるならば，「心の理論」欠損を一次的障害と仮定するかぎり，その存在についても説明できなければならない。ところが，「心の理論」欠損では解釈できないというのがその一つの批判である（例えば，Happé, 1994）。

　もう一つは，「心の理論」欠損では説明できない実験的知見の存在である。Happé (1994) は，心を読む（mind-reading）能力の欠損によって自閉症の特徴を説明しうる結果と，そうでない実験結果をそれぞれ表にして示している。後者の，説明できない実験的知見として挙げているのは，言葉の羅列的な記憶はできるが文章の記憶が弱い（Hermelin & O'Conner, 1967），関連のない項目

の記憶成績は良いが関連する項目の記憶が弱い（Tager-Flusberg, 1981），無意味な言葉の言い返しはできるが修正しての言い返しはできない（Aurnhammer-Frith, 1969），形ではめ込むことは得意だが絵ではめ込むことは苦手である（Frith & Hermelin, 1969），アクセサリーで顔を種類分けするが感情で顔を種類分けできない（Weeks & Hobson, 1987），逆さま（倒立）の顔であっても識別できるが，正立の顔の識別は健常児より劣る（Langdell, 1978）ことである。

こういった点について，「心の理論」欠損仮説とは違った認知的障害仮説が提出されている。一つは，弱い中枢的統合（weak central coherence）仮説であり，もう一つは実行機能（executive function）障害説である。前者は，Frith（1989），Happé（1994）らによって主張されているものである。そこでは，通常の情報処理がさまざまな情報を統合してより高次な意味を構築するのに対し，自閉症はその情報を中枢へ統合する動因が弱いところに，一次的障害を仮定している。だから，本来，文章を読んだ際に，統合することで記憶される文章の要旨はわからず，統合されない言葉の羅列的記憶には強みを発揮する（Hermelin & O'Conner, 1967）のである。また，情報が統合できないため，逆にゲシュタルトとは無関係に行動でき，それが局部へのこだわり，同一性保持を生じさせると考えるのである。

後者の実行機能障害は，Ozonoff（1994）を中心に展開されている。そこでは，実行機能を大脳前頭葉が関与した高次認知機能とし，具体的には将来の目的のために適切な問題解決の方向を維持する能力として，プランニング，衝動の統制，優勢であるが妥当でない反応の抑制，組織的探索，思考や行為の柔軟性などの情報処理能力を含むものとしている。ここでは，柔軟な反応制御ができないことから，常同的，反復的行動のパターンが出現するという，さきほど述べた側面の説明にとどまらず，「心の理論」課題に自閉症児が正答しないことも説明可能であることを主張している。例えば，Hughes & Russell（1993）は，誤った信念課題の失敗は心を読むことの障害の反映ではなく，実際の場所に置かれている対象物の認知的突出を克服しがたい障害の反映と考えられることを指摘している。これは，優勢であるが妥当でない反応の抑制としての実行機能が障害されているためと考えるものである。しかし，それであれば，2-

6で示したように，誤った信念課題と同じ構造をもつ，誤った写真課題でも自閉症児は同じ障害を示すはずなのに，実際は自閉症児は健常児より優秀な成績を示す（Leekam & Perner, 1991）のである。この点については，いまだ論争が続いているところである。

　弱い中枢性統合障害説は，心の理論欠如とは独立した障害として，非対人的で認知的な障害を説明する（Happé, 1994）とすれば，この両者は，相対立するものとしてでなく，相互補完的なものとしてとらえる必要があるのかもしれない（内藤，1997）。しかしいずれにしても現在の段階では，単一の一次的障害として「心の理論」欠損を措定することについては，特に非対人的な特徴の説明において疑義が出されており，その結論はまだ出ていないと考えられる。

3-2：心的世界の理解の障害について—能力の高い自閉症

　次に，それでは，対人的な行動におけるさまざまな障害と，そこでの他者の心的世界の理解の問題について考える。この領域においても，一次的障害として「心の理論」欠損を措定することに対する疑問が出されている。その一つが，「誤った信念」課題を通過できる自閉症児をどう説明するのかというものである。

　Baron-Cohen et al. (1985) が，「誤った信念」課題を最初に自閉症に行った時にその20％（20名中4名）は正答することを明らかにした。このように，自閉症に「心の理論」課題を試行すると，常に一定の割合でそれを通過するものがいるのである。「心の理論」欠損仮説を一次的障害と把捉するのであれば，この少数の能力の高い自閉症児をどのように説明するのか，ということが一つの批判の論点として出されてきた。

　それに対し，いくつかの知見が出されている。一つは，自閉症児も，ある一定の言語性MAがあれば「心の理論」課題を通過できるというものである（Happé, 1995）。そして，その通過率50％をこえるのが，健常児であれば言語性MA4歳なのに対し，自閉症児は9.2歳であり，「心の理論」が欠損していない自閉症者も，健常児よりは発達的に遅滞して形成されることが明らかとなった。Happé (1995) は，サリーとアン課題とスマーティー課題を，3〜4歳の健常児70名，知的障害児34名，自閉症児70名に施行した。その結

果，さきほど述べた言語性MAとの連関が示されたのである。しかも，こういった，誤った信念課題を通過することと言語性MAとの相関は自閉症児にのみみられ，同じ平均6歳レベルの言語性MAの知的障害児にはそういった連関はみられなかった。この結果は，二つの点で重要である。一つは，自閉症児で，「心の理論」を獲得できる者でも，そこには遅滞がみられるということである。そして二つは，それは言語能力にかなり依存しており，しかも「心の理論」を健常児が形成する際の言語性MAよりはるかに高い能力を必要とするということである。これは，同じ誤った信念課題を通過しても，そのプロセスには，健常児と自閉症児の間に何らかの差異があることを予想させる。そして，それは「心の理論」が遅滞して形成されることと関連していることが推察されるのである。

　二つは，「心の理論」課題に通過することと，日常場面で他者の心を読む行動との連関である。Frith, Happé & Siddons (1994) は，この課題を検討し，自閉症の場合，両者に有意な連関があることを明らかにしている。Frith *et al*. (1994) の結果では，サリーとアン課題とスマーティー課題の両方に成功したもの（成功者）と両方に失敗したもの（失敗者）で，日常の対人的能力を調べるVinland適応行動尺度（VABS: Sparrow, Balla & Cichetti, 1984）の結果を比較している。自閉症児の場合，心的状態の表象的理解を必要としない活動（例えば，喜びと悲しみの認知）では，成功者と失敗者の間に差はみられなかったが，心的状態の表象的理解を必要とする相互作用（例えば，驚きや困惑の認知）は，成功者の方が失敗者より有意に多く行っていることが示されたのである。また，成功者の方が，嘘をつくとかだますなどの他者の信念を操作する行動もより多く行うことが明らかにされた。しかもこういった成功者と失敗者の差異は，学習障害児や健常児ではみられなかったのである。このように，自閉症児は，「心の理論」を獲得すると，日常生活でも他者の心的状態を理解した行動をとれるようになることが示された。しかし，そういった自閉症児でさえ，その生活年齢（Chronological Age；以下，CAと略記）やMAにみあった社会適応には到っていないことも明記されている。

　このように，自閉症の「心の理論」は，少なくとも一部のものには，遅滞して形成されることが明らかとなった。しかし，遅滞して形成された「心の理

論」は，健常児と同じものとは断言できず，その意味でそこに自閉症の何らかの障害が依然として存在することが推察される。自閉症の「心の理論」が健常児と同じでないということは一つには，健常児よりかなり高い言語性MAに依存していることであり，二つは日常場面での他者の心的状態を理解する行動が，「心の理論」形成に依存していることである。そしてこういった関係は，知的障害児，学習障害児ではみられておらず，自閉症特有の関係である。

実際，例えば，Hurlburt, Happé & Frith（1994）は，高機能の自閉症者は，自分の心的な内容を頭の中に絵として描いていると指摘し，Bowler（1992）は，心の理論が必要な問題に対して高機能自閉症児も正しい解答を計算して算出するが，それはゆっくりとわずらわしい道筋をたどって行うため日常生活では反応のタイミングがずれると論じている。Hurlburt *et al.*（1994）の結果は被験者の内省報告によるものであるといった方法論上の問題や，両者の被験者のアスペルガー症候群との異同の問題などは，今後検討されるべきであろう。

しかし，いずれにしても上記の結果は，「心の理論」を自閉症者が獲得する場合も，その内容は健常児と異なるものとして形成する可能性を示唆している。そして，そこに，「心の理論」の欠損あるいは遅滞をめぐって，自閉症の障害が顕在化していることは指摘できると考えられる。

3-3：心的世界の理解の障害について―その発達的起源

もう一つ，心的世界の理解の障害を「心の理論」欠損仮説で説明することへの，批判がある。それは，「心の理論」の発達的起源の問題である。

第2節で概観してきた「心の理論」欠損仮説を支持するさまざまな課題は，ほぼ，対照群の健常児でいえば4歳ころに通過する課題であった。誤った信念課題のサリーとアン課題は，Happé（1995）が示すように，健常児では3.5歳で予測される通過率が33％，4.5歳では63％，5.5歳では80％というように，4歳を境に5歳でほぼ獲得できるとされる。一方，自閉症児は，その約3／4は知的障害を伴うことが知られている。その意味では，MAが4歳未満の自閉症児は，低年齢であればあるほど数多く存在する。「心の理論」欠損を，一次的障害とみなすのであれば，そういった自閉症児の症状をどのように説明するのかといった設問は当然たてられるのである。

それに対し，Leslie（1987）は，メタ表象仮説を出すことで，「心の理論」障害とふり遊びの欠如を結び付けた。ふり遊びは，通常の発達でいえば1歳後半から2歳台で出現するものであり，より初期の発達を問題としている。

しかし，自閉症は現在，最初に述べたように，発達障害の一つととらえられている。ふり遊びの障害を「心の理論」欠損の発達的前兆ととらえるとして，それ以前の発達では自閉症特有の障害はみられないのだろうか。少なくとも，現在，自閉症特有の障害として，通常の発達でいえば10カ月～1歳ころに出現する，ジョイント・アテンション行動の障害が存在することは，数多くの研究で支持されている。この，通常の発達でいえば，ふり遊びの以前に出現する能力の障害をどのように説明するのか。上記のような視点より，「心の理論」欠損の，自閉症における発達的起源を明らかにする必要性が指摘されてきたのである。

⑴ Baron-Cohen（1995）のモジュール説

それに対して，「心の理論」を形成するさまざまなモジュールを措定して説明しようとする論が出されている。ここでは，その代表的なものとして，Baron-Cohen（1995）の論を取り上げる。

モジュールとは，相対的に独立して機能する心の働きであり，特定の領域問題のみを特定範囲の情報を使って処理する過程と考えられている。Baron-Cohen（1995）は，「心の理論」に必要なモジュールとして次の四つの存在を提案している。①意図検出器（Intentional Detector；ID）：それ自身で動くものが，目的や欲求を持って動いているととらえるモジュール。②視線方向検出器（Eye-Direction Detector；EDD）：眼が自分の方を向いているか否かをモニターするモジュール。③注意共有の機構（Shared-Attention Mechanism；SAM）：自己，他者，第三者の間に成り立つ関係であり，指さしによる注意の喚起や，同一の対象に対して同時に視線を集中することを可能にするモジュール。ジョイント・アテンション行動はこれによって成立すると考えられる。④心の理論の機構（Theory-of-Mind Mechanism；ToMM）：他者の目的・意図・知識・信念・思考・疑念・推測・ふり・好みなどの内容を推測するためのモジュール。そして，自閉症は，①と②のモジュールは存在するが，③のモジ

ュールに障害があるため，結果として④の心の理論の機構が作動しないと仮説するのである。これは，目が見えないため②のモジュールが作動しない先天盲の子どもが，しかし，③が作動するため心の理論を形成できるのと対照的である。それに対し，高機能の自閉症児でも，③④の発達障害は大きいとされている。

この仮説は，ジョイント・アテンションというふり遊びより初期の発達の障害を含み込んで説明できる点や，発達のどの障害が「心の理論」欠損を形成するのかを具体的に提起した点で，意味は大きいと考える。

(2) 心の内容の理解と心の存在の理解

しかし，このBaron-Cohen（1995）のモジュール説においても，自閉症の他者理解の発達的起源をさぐる上では，いくつかの検討課題が存在している。

その一つは，心というものが存在していること自体をどのように理解するのか，といった問題である。Moore（1996）や，子安・木下（1997）は，従来の「心の理論」課題は，他者の心的状態の推測，すなわち心の内容の表象的理解を問うものであり，そこには心の内容の前提となる心の存在の理解がどのように形成されるのかについては，十分ふれられていないことを指摘している。

また，ここで問題にしようとしている，心というものが存在することを理解する際には，心を持つヒトというもの（person）を理解しなければならない。そして，ヒトの概念は一般的に形成されるのではなく，自己と他者を，互いに交換可能な存在であり（同型性），しかも相補的な関係の中で，固有の心的状態を有する個別的な存在でもある（個別性）ことを理解する中で形成されることが指摘されている（例えば，麻生，1992；Hobson, 1993；子安・木下，1997；谷村，1994）。この議論でいえば，心の存在を理解することは，自他分化と，同型性・個別性による"自己─他者"関係の成立と，密接に関連していると考えられる。

その視点でみると，心の理論の機構の発達的前身としてBaron-Cohen（1995）が仮定した，注意共有の機構（SAM）も，この問題を十分には説明しえていない。Baron-Cohen（1995）によれば，注意共有の機構は，［I-see-(Mummy-sees-the bus)］という表象が成立することであり，それ以前の視

線方向検出器（EDD）で表象する［Mummy-sees-the bus］や［I-see-the bus］とは異なるものであることが仮定されている。しかし，この［I-see-(Mummy-sees-the bus)］という表象はすでに，自己と他者が分化していることを前提とした議論であり，その形成プロセスはふれられていない。

これは，通常の発達で4歳ころに成立する「心の理論」にあくまで関心があり，その発達的前兆をさぐるなかで，トップダウン的に思考していった結果とも考えられる。子安・木下（1997）は，このBaron-Cohen（1995）のモジュール説が，今述べた自他分化だけでなく，表象構造も通常の発達でいう0歳前半で可能とするなど，発達初期の子どもに多くのことを見積もりすぎていることを指摘している。そしてそれは，4歳ころの「心の理論」に示される，心の内容の理解の文脈で発達的起源を追求し，そこに心の存在の理解をさぐる文脈がなかったためと考えられるのである。

以上より，自閉症の「心の理論」の欠損あるいは遅滞の発達的起源をさぐる際に必要なのは，一つには，ふり遊び以前の，通常の発達でいえば1歳半ころまでのレベルの発達と障害の解明であり，二つには，そこで，心の存在の理解と"自己―他者"関係の理解の成立をさぐることであることが示唆されたのである。

(3) **対人的なコミュニケーションの文脈**

(2)でふれた，"自己―他者"関係の理解の成立が，心の理解の発達的起源をさぐる際に重要だとすると，次に問題となるのは，それをどのような側面から取り出すかということである。

心の理解の発達的起源について，木下（1995）は，「心の理論」が自他分化の問題をある意味では巧みに回避していることを指摘している。「心の理論」のモジュール説に対し，他者の心を自分の経験からの類推によって理解できるとするシミュレーション説が存在する（子安・木下，1997は，心の理解に関する諸説を，モジュール説・理論説・シミュレーション説・相互主観性説に分類している）が，その問題点として，他者理解の前提となる，自分の経験や心的内容の理解自身がどのように形成されるのかを明確に説明できないことが指摘されている。「心の理論」のモジュール説は，自分でも他者でもない人間全

般に関わる，無人称的な「心の理論」の存在を仮定することで，その問題点を乗り越えようとしたと考えられる。このとらえ方は，必然的に，心の理解を，単一の心（a single mind）による他者の表象の理解という，精神内プロセス（intra-psychic process）として，言い換えれば，閉じた個体内での認知プロセスの問題に収斂させていくこととなった（このあたりの論評は，木下，1995に詳しい）。その認知的プロセスを調べる課題として，誤った信念課題などが登場してきたのである。

それに対して，さきほどふれた，"自己―他者"関係の理解の発生を検討する際には，他者との関係性あるいはコミュニケーションの中での他者理解のあり様を，具体的に検討することが必要となる。言い換えれば，単一の心による他者の心的表象の理解ではなく，Raver & Leadbeater（1993）のいう，複数の社会的心（social minds）が織りなす関係またはコミュニケーションそのものを検討する必要があるのである。

Baron-Cohen（1995）のモジュール説は，そのモジュールが生得的であるとすることでその発生を説明しようとするが，その際，この"自己―他者"関係の理解の発生のメカニズムが説明できないことは，さきほどふれた。"自己―他者"関係の理解の発生メカニズムを検討するためには，具体的な他者との関係やコミュニケーションのあり様を検討することからアプローチすることが必要であることが示唆される。

(4) 自己理解の問題

もう一つ，Baron-Cohen（1995）の論に対する批判として，自己理解の問題を取り上げていないことが指摘できる。

心の存在を理解する上で，"自己―他者"関係の理解が重要となるとすれば，当然，他者理解と相伴って自己理解の成立もそこで生じるはずである。しかし，「心の理論」のモジュール説では，無人称的な心の存在を仮定しているためもあって，自己認知の問題に言及しているものはほとんどみられない。園原（1980）も指摘するように，少なくとも健常児の発達では，他者概念の成立と自己概念の成立，そして自他分化は密接な関連があると考えられている。自閉症の場合，他者理解の成立と自己認知の成立に，健常児にみられるような連関

が存在するのかどうかといったことを含めて，検討が必要なのである。自閉症の他者理解の障害を検討するためには，"自己―他者"関係の理解，そしてそれと表裏一体の関係にある自己認知の問題を，機能連関の視点で射程にいれた研究が求められていると推察されるのである。

第2章
ジョイント・アテンション，愛着，自己認知と他者理解

　第1章で，自閉症の他者理解に関する研究を，「心の理論」欠損仮説を中心に概観した。そこで，自閉症の他者理解に関して，「心の理論」欠損仮説で説明が十分できない領域として，「心の理論」課題を通過する一部の高機能の自閉症の問題と，その逆に「心の理論」を形成する発達的起源の問題があることを指摘した。

　本研究では，その後者にあたる，「心の理論」欠損の発達的起源の問題を検討することを目的とする。そして，発達的起源を検討する上でここでは，次の三つの領域を取り上げる。それは，ジョイント・アテンション，愛着，自己認知である。

　これを取り上げるのは，以下に述べる理由による。一つは，ジョイント・アテンション行動の障害は，他の知的障害児にはみられない，自閉症特有の障害であることが明らかとなっていることである（例えば，Mundy & Sigman, 1989a）。ジョイント・アテンション行動とは，対象に対する注意を他者と共有する行動であり，ここで問題にするのは，通常の発達でいえば生後10ヵ月から1歳ころに獲得されるものである。具体的にいえば，指さしをすることで，大人に自分が見ているのと同じ対象に注意を向けさせる行動などが，それにあたる。これは，メタ表象を必要とするもので，「心の理論」の発達的前身として理論化されている，通常の発達でいえば2歳ころに獲得されるふり遊び（Leslie, 1987）より，発達的に先行する課題である。また，Baron-Cohen（1995）は，心の理論を成立させる重要なモジュールとして注意共有の機構（SAM）を想定しているが，これはジョイント・アテンション行動を成立させるものでもある。

　しかも，心の存在の理解において大きな意味を持つ，"自己—他者"関係の

理解においても，このジョイント・アテンション行動は重要となることが指摘されている。例えば，Hobson（1993）は，他者の態度が志向性をもつこと，すなわち他者の態度がある対象に向けられていることを理解することを，通常の発達でいう生後10ヵ月～1歳ころに形成される，ジョイント・アテンション行動の成立に必要な能力とする仮説を提出している。この，態度の志向性の理解は，それによって，同一対象に対して向ける態度が人によって違うことを気付かせることとなる。それが，主観的態度の源泉であるという点で自分と同じようであるが，自分とは異なる心的態度をもつ，自分と異なる存在として，他者の理解を可能にするとしている。このように，ジョイント・アテンション行動は，"自己―他者"関係の理解の成立をさぐる上でも，重要な役割を果たすことが予想されるのである。上記の理由より，心の理解の発達的起源を自閉症において検討する場合，ジョイント・アテンション行動がどのように障害されるのか，そしてそれは何をあらわしているのかを解明することは，大きな意味があると推察されるのである。

二つには，自閉症の他者理解の発達的起源をさぐる際に必要となる，"自己―他者"関係の理解を，具体的な他者との関係性やコミュニケーションの中で検討することの重要性である。これは，具体的な対人的コミュニケーションの文脈でそれを検討すると言い換えることもできる。そしてその際，具体的な他者としては，情愛的絆を取り結ぶ愛着（attachment）対象が，大きな意味を持つことは否定できないと考える。しかも，近年行われているストレンジ・シチュエーション法（Ainsworth, Blehar, Waters & Wall, 1978）を用いた自閉症の愛着研究では，就学前の自閉症児が，養育者に選択的に愛着行動を行うことが明らかにされてきている（例えば，Sigman & Ungerer, 1984）。このことは，自閉症児も，見知らぬ人と区別して養育者を理解し，その上で，養育者に接近維持を求める行動を起こす，愛着を示す能力をもっていることを示している。そうであるとすれば，これは，養育者に対するどのような他者理解に基づいた行動なのであろうか。またその養育者の理解が，"自己―他者"関係の理解とどのように関連するのであろうか。このような問題を検討する意味で，自閉症児の愛着の問題は重要と考えるのである。

三つは，他者理解，特に他者の心の理解を考える際に，心の内容の理解の前

提である心の存在の理解を解明しなければならないということである。この，心の存在の理解は，"自己―他者"関係の理解と密接不可分な関係にあると考えられる。その意味では，他者の心の存在を理解することは，自己の心の存在を理解することと，何らかの連関をもって成立することが予想される。しかし，従来の「心の理論」研究では，他者理解についてはさまざま検討されていても，自己理解についてはほとんど等閑視されているのが現状である。そこで，ここでは通常の発達でいう1～2歳以前の自己認識をはかる手法としてしばしば取り上げられる，鏡像における自己認知を取り上げ，他者理解と関連させながら検討することとする．

第1節 自閉症児のジョイント・アテンション

1-1：自閉症児におけるジョイント・アテンション行動の障害

近年，自閉症児におけるジョイント・アテンション行動の障害が注目されている。ジョイント・アテンション行動とは，対象に対する注意を他者と共有する行動である。Bruner（1983）は，これを二つの段階に分けて説明している。第一段階は，生後2ヵ月ころからみられるもので，乳児が養育者（多くの場合は母親）と直接視線を合わせる行動である。この段階は，乳児と養育者の二者間での注意の共有であること，そして，注意を共有する主導権は養育者がもっているのが特徴とされている。それに対し，第二段階の生後6，7ヵ月以後になると，一つの対象やできごと（例えば，散歩で出会った犬）を，乳児と養育者がいっしょに見るといった，共同注意行動も成立するようになる。これは，第一段階の共同注意行動が，乳児と母親との二者間の注意共有であったのと異なり，乳児―対象―母親の三者間での注意の共有であることを特徴とする。もう一つ，第二段階で特徴的なのは，その共同注意行動の主導権を乳児の側がもつようになることである。そして，これがより確定的になるのは，指さし（pointing）を獲得する，生後10ヵ月から1歳ころの時期とされている。

自閉症の障害特有の問題として注目されているのは，Bruner（1983）のいう，第二段階の共同注意行動である。すなわち，指さしや，相手に見せる行動（showing），興味ある対象（例えば，おもちゃ）と大人を交互に振り返って

見る参照視 (referential looking) などの行動にあらわれる,三者間での共同注意行動の障害なのである。

　当初,自閉症児のジョイント・アテンション行動の障害は,それが象徴機能の形成につながる表象スキルを内包していることから,注目されていたと考えられる。例えば,ジョイント・アテンション行動の代表的なものである指さしは,指さす指と指さされる対象の関係の理解を含んでいる。この関係は,言語が本質的にもっている「能記(例えば,「イヌ」という言葉であり,意味するもの)―所記(例えば犬そのものであり,意味されるもの)」関係と類似性があり,その観点から,指さしは「言語の発達的前身(村田,1977)」ととらえられた。こういった機能をもつ,指さしに代表されるジョイント・アテンション行動の障害は,自閉症が言語とそれを準備する認知能力に一次的障害をもつとする Rutter (1978) の言語・認知障害説と合致するという意味で,光があてられてきたのである。

　しかし,近年,自閉症のジョイント・アテンション行動の障害は,別の視点からの検討がなされている。それは,ジョイント・アテンション行動がもつ機能そのものについての見直しである。換言すると,「言語の発達的前身」としての表象スキルを含む側面だけではなく,まさに,他者とある対象への注意を共有する行動としての機能への注目である。これは,注意を共有する他者をどうとらえ,その他者と何を共有しているのか,という他者認識の問題でもあるといえる。そしてこの文脈で,ジョイント・アテンション行動は,「心の理論」(theory of mind) の発達的前兆としても注目されてきている。また,ジョイント・アテンション行動がもっている情動的側面の理解と共有の問題もある。例えば,「あの犬をみてほしい」という意味で指さしをする場合,それは単なる注意の共有ではなく,その対象に関する情動(驚きや,喜びなど)の共有も伴う場合が多い。そしてこれも,他者の情動を理解するという意味で,他者認識と密接に関連した問題でもある。

　以下,自閉症のジョイント・アテンション行動の研究の流れをおいつつ,それが他者認識とどのように連関しているのか,そしてその形成と障害に関するプロセスについての知見を検討することとする。

1-2：ジョイント・アテンション行動の機能からみた自閉症の障害
(1) ノンバーバル・コミュニケーション行動の研究より

　自閉症児における，ジョイント・アテンション行動の障害は，自閉症児のノンバーバル・コミュニケーション行動を語用論的アプローチから迫ろうとする研究の中で，指摘され始めた。

　Curcio（1978）は，話し言葉をもたない自閉症児12名のノンバーバル・コミュニケーション行動を，Bates（1976）の原命令形（protoimperative）と原叙述形（protodeclarative）の二つの分類に基づき，検討した。原命令形とは，子どもが欲しいものや事象を動作や身振りで表現することで，指さしでいえば要求の指さしが対応する。それに対し，原叙述形とは，他者の注意をある対象や事象に向けたいがための動作・身振りであり，指さしでいえば叙述の指さしといわれるものが相当する。結果は，原叙述形のコミュニケーション行動は12名中だれも行わなかったのに対し，原命令形のコミュニケーション行動は12名すべてが行っていた。指さしも12名中5名が行っていたが，それはすべて要求の指さしであった。この研究は，前言語期の健常児の原叙述形の身振りが，自発的な命名の重要な発達的前兆であるという指摘（Bates, 1976）をふまえると，自閉症児の話し言葉の産出の問題が，こういった前言語的コミュニケーションの問題に起因する可能性を示唆する結果となった。

　Wetherby & Prutting（1984）も，自閉症児の行動を観察し，それを語用論の観点から15種類のコミュニケーション機能に分類し，検討している。その結果，自閉症児には，その機能の中で，「共感」「提示」「叙述」「命名」という原叙述形のコミュニケーションに該当するものは全くみられないことを報告した。他方，「要求」などの原命令形のコミュニケーション行動は，対照群である健常児群よりも多くみられていた。

　これらの語用論的研究は，自閉症児が，言語の障害だけでなく，言語獲得以前のノンバーバル・コミュニケーション行動自体に問題をもっていることを明らかにした。しかも，ノンバーバル・コミュニケーション全体に障害をもっているのではなく，Bates（1976）の分類でいえば，原命令形のコミュニケーション行動には問題をもっていないが，原叙述形のコミュニケーションに特有の問題をもつ可能性が示唆されたのである。そして，この原叙述形のコミュニケ

ーション行動は，Bruner（1983）のいう第二段階のジョイント・アテンション行動とほぼ一致するものと考えられるのである。

(2) **自閉症特有の障害としてのジョイント・アテンション行動**

(1)で述べた，原叙述形のコミュニケーション行動の欠如は，乳児期後半の発達レベルにある知的障害児やその時期の健常児でもみられる現象である。これが自閉症に特有の障害なのか，あるいはある発達の遅れに起因するものなのかを検討することは，この障害が自閉症という障害の本質に関与するものかどうかという点で大きな意味をもっている。そういった問題意識のもとで，MAを一致させた知的障害児，発達性言語障害児を対照群とした，一連の系統的な研究が行われることとなった。その結果は，おおむね以下の二点に集約される。

一つは，自閉症児は，MAを一致させた知的障害児や発達性言語障害児と比較して，ジョイント・アテンション行動を相対的に少ししか行わないということである（Landry & Loveland, 1988；Loveland & Landry, 1986；Mundy, Sigman, Ungerer & Sherman, 1986；Sigman, Mundy, Ungerer & Sherman, 1986）。

二つは，健常児であればジョイント・アテンション行動と同時期に獲得する，要求行動や社会的相互作用行動との関連の問題である。Mundy, Sigman, Ungerer & Sherman（1986）や Sigman, Mundy, Ungerer & Sherman（1986）は，ノンバーバル・コミュニケーション行動を，Bruner & Sherwood（1983）の分類に基づき，要求行動（例えば，手の届かないところにあるおもちゃが欲しくて手を伸ばす行動），社会的相互作用行動（例えば，大人にくすぐってもらった後，それを再度やってほしくて大人に手を伸ばしながら視線を合わせる），ジョイント・アテンション行動の三つに分け，半構造的な観察場面でその出現頻度を検討している。健常児では，生後10ヵ月から1歳ころに，この三つのコミュニケーション行動が時期を同じくして出現するのである。ところが，一連の研究で明らかになったのは，自閉症児は，社会的相互作用行動や要求行動では知的障害児などと統計的に有意な差はみられないのに，ジョイント・アテンション行動でのみ，その出現数が有意に少なかったのである。その結果，ジョイント・アテンション行動の有無が，自閉症と他の障害児

を判別するものとなることが指摘されることとなった。例えば，Mundy, Sigman, Ungerer & Sherman（1986）は，MAで一致させた自閉症児群と知的障害児群・健常児群（MA平均26カ月）において，ジョイント・アテンション行動の一つである参照視（referential looking）のみが，自閉症児の94％を判別しえたことを報告している。Mundy, Sigman & Kasari（1990）も，叙述の指さし，見せる行動（showing），参照視をあわせたジョイント・アテンション行動の測度が，知的障害児群（MA平均14.7カ月）から自閉症児群（MA平均19.6カ月）の約80％を判別しえたことを明らかにしている。

このように，ジョイント・アテンション行動の障害は，単なる発達の遅れに帰因する問題ではなく，しかも他の障害にない自閉症特有のものであることが明らかになったことは，ジョイント・アテンション行動がもつ機能を見直す契機となったと考えられる。すなわち，それまではRutter（1978）の言語・認知障害説の流れの中で，ジョイント・アテンション行動も，言語の獲得に必要な表象能力を準備するものとして主にとらえられてきた。ジョイント・アテンション行動の代表的なものである指さし（pointing）を例にとると次のようなことがいえる。すなわち，初期の自閉症の指さし研究である小松（1978, 1979），花熊・橋本・松本（1987）にみられるように，指さし行動の機能は，指示するもの（指先）と指示されるもの（事物）の分化という点が，言語的表示機能と類似しており，そこが主に着目されてきたのである。つまり，指さし行動は，能記―所記関係に発展する行動を含んでいるという意味で，「言語の発達的前身」（村田，1977）と呼ばれ，そこに含まれる表象能力が問題とされてきた。しかし，上記の研究は，こういったジョイント・アテンション行動を表象能力の側面からとらえるだけでは不十分であることを提起することとなった。なぜなら，表象能力という点では同じ能力を仮定されるはずの，要求の指さしなどの要求行動は自閉症で障害されていないからである。

1-3：ジョイント・アテンション行動を成立させる要因としての他者理解

自閉症児において，要求行動には障害がなくジョイント・アテンション行動に障害特有の弱さがあるという研究結果は，要求行動にはあえて必要でないがジョイント・アテンション行動には必須な，ある能力の仮定を必要とすること

となった。その一つとして、注意を共有する相手である他者をどのように理解しているのか、そしてその他者と何を共有しているのか、といった側面が注目されるようになってきている。

　Tomasello (1995 a, 1995 b) は、健常児のジョイント・アテンション行動の発達を論じる中で、二人の人が同じ対象を見ることだけでは、ジョイント・アテンション行動とはいえないことを指摘した。すなわち、それだけでは結果として同じ対象を同時に見ている (simultaneous looking) にすぎない場合があり、そこには、相手が対象へ注意を向けていることの理解と、それを成り立たせる、意図的にコミュニケーションする行為者としての他者理解 (others as intentional agents) が欠如しているとするのである。Butterworth & Jarret (1991) や Scaife & Bruner (1975)、山本 (1987) らが、生後9カ月以前の乳児で明らかにした視線追随は、この、同じ対象を同時に見ているレベルの行動と考えられる。Tomasello (1995 a, 1995 b) は、意図的な行為者としての他者理解を伴うジョイント・アテンション行動は、12～14カ月ころに獲得されるとし、具体的には子どもの側が、自分が見ているものを相手も見ているかどうかチェックする行動（例えば、対象を見た後、相手を振り返って相手の視線や態度を確認する行動）の存在で明らかになるとしている。また、18～24カ月になると意図の理解がより精緻化し、他者が自分とは違う意図をもち、また直面している事態とは違うところに注意を向けることがあることも理解できるようになる。よって、自分が見ているものと違うものを大人が命名した場合も、大人の視線を振り返ることで、大人が注意を向けている対象を理解することができ、その結果適切に言語を学習できるというのである。

　従来、健常児を対象とした研究では、ジョイント・アテンション行動は、他者と自分と対象との間で注意を協調させる能力を反映している (Bakeman & Adamson, 1984) といわれ、また、子ども自身が、自分が見ているものを他者も見ていることを理解した証拠である (Rheigold, Hay & West, 1976) と指摘されてきた。Tomasello (1995 a, 1995 b) は、そういった知見を、意図的な行為者という他者理解の概念を導入することで、系統的に理論化したものとして注目されるのである。

　Mundy & Sigman (1989 a) は、こういった健常児の発達過程から得られた

知見を自閉症の問題に適用した仮説を提出した。それによれば，ジョイント・アテンション行動が成立するためには，対象への注意といった自分とは独立した心理的状態を有した主体としての他者理解と，その他者が自分が見ているのと同じ対象を見ていることの理解が必要なのであり，自閉症児のジョイント・アテンション行動の問題はまさにその点に存在するというのである。

これについてはBaron-Cohen（1995）も，他者理解を直接には論究していないが，相手の視線と自分の視線をあわせることと，相手と自分と対象の間の三項表象が成立することを区別することで，同じ問題を論じている。そこでは，「心の理論」の四つのモジュールのうち，自閉症は，意図検出器（ID）と他者の視線の方向をさぐる視線方向検索器（ED）には障害がないが，注意共有の機構（SAM）に障害をもつことこそが，自閉症の「心の理論」欠損の発達的起源であるとしている。このモジュール説への評価は別としても，そこでSAMとEDを区別し，SAMには相手と同じ対象を見ているという行動だけでなく，相手が同じ対象を見ているかどうかチェックする視線交代の存在を一つの指標としていることは，Tomasello（1995 a, 1995 b），Mundy & Sigman（1989 a）と同じ問題を扱おうとしていることを推察させる。すなわち，同じ対象に注意を向けている他者の心的状態の理解に，自閉症の障害があるとするのである。

ここまで述べてきたことは，ジョイント・アテンション行動には，意図的行為者としての他者理解が必要であり，言い換えれば他者と対象に対する注意や意図を共有することにその本質があることを推察させる。それに加えて，最近の知見は，ジョイント・アテンション行動で共有するものが，注意や意図だけでなく，対象に対するポジティブな情動や興味関心といったものも含まれることが明らかにされている。

Mundy, Kasari & Sigman（1992）は，平均CA 20.2カ月，平均MA 23.3カ月の健常児32人を被験者にした実験で，要求行動の場合より，ジョイント・アテンション行動の方が，ポジティブな情動を子ども自身がより強く表現することを指摘した。すなわち，ジョイント・アテンション行動の代表として叙述の指さしを例にとれば，それは，単に対象（例えば，空を飛んでいく飛行機）を見てほしいからするだけではなく，その対象に対するポジティブな感情

（例えば，びっくりしたとか，おもしろいなあ）や関心・興味も相手と共有したいからこそ行う行動だというのである。ところが，自閉症の場合，要求行動でもジョイント・アテンション行動のいずれにおいても，ポジティブな情動をあまり示さないことが明らかとなったのである（Kasari, Sigman, Mundy & Yirimiya, 1990）。Baron-Cohen（1991, 1989 a）も，自閉症児が原命令形の指さしは理解できるが，原叙述形の指さしの理解には障害があるという結果を挙げながら，他者と注意の対象を共有することは，他者がその対象に興味・関心を持っていることを理解することであることを指摘している。

さらに近年では，自閉症には障害がないといわれていた要求行動も，その際の他者理解という機能に着目すると，障害特有の弱さが明らかになるという研究も出ている。Phillips, Gómes, Baron-Cohen, Laa & Riviere（1995）は，自閉症児の場合，同じ要求行動でも，大人の手を引っ張りながら指さししたりする要求行動は知的障害児と有意差がなかったが，指さししながら大人を振り返って自分と同じ対象を見ているかどうかチェックしながら行う要求行動は，知的障害児より有意に少ししかできないことを明らかにした。Phillips et al.（1995）はこれを他者理解の視点から分析して，前者を行為者としての他者理解（person as self-propelling agent）に基づく要求行動，後者を知覚主体としての他者理解（person as perceiving subject）に基づく要求行動としている。

これらの研究はいずれも，自閉症のジョイント・アテンション行動の障害を，その形態ではなく，機能において分析し，それを成り立たせている要因をさぐる方向で進んでいることを示している。それは，自閉症に特有の障害としてのジョイント・アテンション行動の発見だけでなく，その行動改善をめざす場合に，どの要因の改善をはかるべきなのか，といった問題意識をその根底に有するものと考えられる。そして，その際に，意図的な行為者としての他者理解と，ポジティブな情動や興味・関心の共有，といった問題が浮かび上がってきているのである。

1-4：自閉症児におけるジョイント・アテンション行動の発達
　　―応答のジョイント・アテンション行動と始発のジョイント・アテンション行動

　ジョイント・アテンション行動には，自分から相手に指さしを行うような，始発するジョイント・アテンション行動と，相手の指さした対象を振り返るといった，応答のジョイント・アテンション行動の二種類の行動が存在する。通常，ジョイント・アテンション行動という場合，両者を区別せずとらえる場合が多く，Mundy, Sigman, Ungerer & Sherman（1987）でも，それぞれを同等の位置づけで評価している。ところが，応答のジョイント・アテンション行動は，他機能と連関しながら発達経過の中で獲得され，逆に始発するジョイント・アテンション行動はかなり持続した障害を示しやすいことが明らかになってきている。

　例えば，Mundy, Sigman & Kasari（1994）は，就学前の自閉症児31人を被験者に検討したところ，大人の指さしと視線の方向を見るといった，指さしの理解に代表される応答のジョイント・アテンション行動は，MA 20カ月未満の自閉症児には困難であるが，MA 20カ月以上の自閉症児には可能であることを明らかにした。これは横断的研究による結果なので，MAの異なる自閉症児間での比較でしかない。しかし，自閉症も発達の中でMAを変化させていくことを考えあわせると，自閉症児がMA 20カ月をこえる発達的変化を示す中で，応答のジョイント・アテンション行動を獲得していく可能性を示唆するものとも考えられる。

　Capps, Sigman & Mundy（1994）は，平均CA 48カ月，平均MA 23カ月の自閉症児19人を，安定した愛着の子どもと不安定な愛着の子どもに分け，両者をさまざまな測度を用いて比較している。そこでは両群の間に，ジョイント・アテンション行動を子どもの側から始める行動では有意な差がなかったが，指さしの理解などの，応答的なジョイント・アテンション行動では，安定した愛着の子どもが不安定な愛着の子どもより，大人のジョイント・アテンション行動に有意に多く応答できることを明らかにした。本来，愛着は，Ainsworth, Blehar, Waters & Wall（1978）のストレンジ・シチュエーション法のA・B・C型の分類にあるように，健常児では個人差の問題ととらえられているも

のである。しかし，Rogers, Ozonoff & Maslin-Cole（1991, 1993）が指摘したように，自閉症児の場合の愛着は個人差というより，ある認知的能力の獲得に伴って発達的に形成されることが示唆されている。この文脈でCapps et al.（1994）の結果を考察すると，愛着が不安定なものから安定したものへ発達的に移行するのに伴って獲得される認知的能力の一つが，応答のジョイント・アテンション行動であることが推察されるのである。

　一方，自閉症の早期発見の研究は，CA 18カ月時に，応答のジョイント・アテンション行動の代表例である，指さし理解ができないことが，自閉症を他から判別する大きな指標であることを明らかにした。Baron-Cohen, Cox, Baird, Swettenham, Nightingale, Morgan, Drew & Charman（1996）は，生後18カ月の子ども16,000人に，CHAT（The CHecklist for Autism in Toddlers）を用いて，自閉症の早期発見の検討を行った。この研究では，原叙述形の指さしの産出，指さしの理解に示される応答のジョイント・アテンション行動，ふり遊びの3項目に注目した結果，この3項目すべてを通過しない子どもは自閉症である確率が高く（3項目不通過の12人中10人が自閉症と診断），1～2項目不通過の子どもは自閉症以外の発達遅滞である（1～2項目不通過の22人中，自閉症と診断されたものなし，それ以外の発達遅滞と診断されたもの15人）可能性が高いことが示されたのである。しかもこの研究では強調されていないが，この1～2項目不通過の子どもはすべて，指さしの理解に示される応答のジョイント・アテンション行動は通過しているのである。そして，ふり遊びと指さしの産出の2項目を，両方あるいは一方のみが不通過であるのが，1～2項目不通過の子どもすべてなのである。すなわち，自閉症のリスクの大きい3項目不通過の子どもと，それ以外の発達遅滞のリスクが大きい1～2項目不通過の子どもの違いは，指さしの理解の有無にあるといってもさしつかえないと考えられる。さきにふれたように，指さしの理解はあるMAをこえることで獲得されるのだが，一方で，CA 18カ月までにはそれが獲得されないのが自閉症の特徴でもあるということなのである。

　こういった研究結果は，就学前の自閉症児において，始発のジョイント・アテンション行動と異なり，応答のジョイント・アテンション行動は愛着やMAなどと連関しながら発達の中で変容する可能性を明らかにしている。ただし，

これが成立する条件がある。それは，自閉症児の発達レベルである。上記の研究はいずれも，MAが2歳以下の自閉症児を対象としている。自閉症児も個人差はありながらも，MAは生活年齢をかさねる中で上昇するとすれば，MA1〜2歳の力を獲得する際に，応答のジョイント・アテンション行動も他機能と連関しながら獲得されることを示しているといえる。

それでは，こういった応答のジョイント・アテンション行動を獲得することが，他者理解においてはどのような変容をもたらすのであろうか。こういった点での研究は，このレベルの他者理解をどのような指標で調べるかが確定されていない中では，まだ十分な展開がされていないのが現状である。しかし，1-3で述べたように，ジョイント・アテンション行動が，他者理解をその成立の重要な契機としているのなら，それは，応答のジョイント・アテンション行動も例外ではない。自閉症児が，応答のジョイント・アテンション行動を発達の中で成立させていく際に，それは，どのレベルでの他者理解を伴うものなのであろうか。今後の重要な検討課題である。

1-5：ジョイント・アテンション行動の発達モデルと"自己―他者"関係

それでは，ジョイント・アテンション行動はどのように発達的に形成され，それが自閉症の場合，どのように障害されているのか。何人かの研究者が，その理論化を行っている。しかし，ここまで述べてきた研究動向の流れを受けた結果，その理論のいずれもが，ジョイント・アテンション行動の本質を，他者とある対象への心的状態（例えば，注意）を共有することとみており，その意味で心的状態を共有できる相手としての他者理解を問題にしている点では共通している。

ただし，そこには十分議論されずにきている古くて新しい課題がある。それは，自己と他者がどのように分化して成立するのかということである。他者の心的世界をどう理解するかという，心的世界の内容の問題に入る前に，自己と他者が，基本的に同型的であると同時に，それぞれ固有の視点をもつ個別的存在であることを理解することが必要となる。従来，自他分化として着目されてきたものである。ここでは，他者が自分と同じように，しかし自分とは別個の心的世界を有することの理解がどうして可能となるのか，という視点を軸に，

ジョイント・アテンション行動の発達モデルを検討する。

　最初に取り上げるのは，「心の理論（theory of mind）」のモジュール説である，Leslie & Roth（1993）やBaron-Cohen（1995）のモデルである。Baron-Cohen（1995）を例に挙げると，彼は「心の理論」のモジュールを4個仮定している。そしてその中の一つに，相手と対象に対する注意を共有する，ここでいうジョイント・アテンション行動に対応する行動を生み出すものとしての注意共有の機構（SAM ; Shared Attention Mechanism）というモジュールを考えている。SAMは，視線方向検出器であるEDD（Eye Direction Detector）が，[Mummy—see—the bus] [I—see—the bus] という表象をもつのに対して，[Mummy—see—(I—see the bus)] という表象を成立させるとしている。それに対し，子安・木下（1997）は，このモデルが，EDDのレベルですでに，他者と自己が同型的なものであることを乳児が認識しており，しかもそれが生得的な表象構造であることを前提としていることを指摘している。この前提は，同型的でかつ個別的である"自己—他者"関係の理解がどのようにして成立するのか，そのプロセスについては，モデルの中に十分組み込まれていないことを示している。これは，「心の理論」がモジュール説も理論説も含めて，通常の発達でいうところの4歳ころに成立する「心の理論」に関心の中心があり，その発達的前兆をさぐる中でジョイント・アテンション行動に着目したという，トップダウン的な思考も関係していると思われる。すなわち，「心の理論」という心的な内容理解の問題をどんどん発達的に下におろし，関連をさぐることに主眼を置くことが，本来，その前提にある心的世界の存在に関する認識の形成自身を不問に付す傾向を助長したと考えられるのである。

　それに対し，心的世界の存在の認識そのものを，ボトムアップ的な発達の視点で取り上げたモデルとして，Mundy, Sigman & Kasari（1993）のものが挙げられる。そこでは，共同注意の障害の起源を，対象に対する自己の情動と他者の情動表出の随伴性を検出できないところにみている。通常，6〜9カ月ころの健常児は，対象に対して自分が楽しいと感じた場合に，[I smile→then Other smile] という対応関係を繰り返し経験する。そしてその情動共有経験の積み重ねが，自己の情動と他者の情動の随伴性を検出する能力を形成する。そして，他者の情動を自分の情動を媒介にして理解できることが，自分が今感

じている情動と同じ情動経験が他者にも成立することを予測させる。それによって，自分がある対象（例えば犬）を見て驚いた際に，指さしをしてその対象と対象に対する情動を他者に伝達しようとする行動が成立すると考えるのである。ところが，自閉症の場合，覚醒調整障害（Dawson & Lewy, 1989）があり，複雑で予測困難な人が発する社会的刺激は，すぐに嫌悪刺激となってしまう。それが，情動共有経験を成立させず，その結果，自己と他者の情動の随伴性を検出する能力も発達させられない。そして，それがジョイント・アテンション行動の障害を引き起こすと仮定したのである。

　このモデルは，他者の心的世界の存在自身をどのように理解するのかについて，具体的なプロセスを明示している点で興味深いものである。しかし，Tomasello（1995 a），Moore（1996）も指摘しているように，他者の心的世界の存在を理解するためには，自他の同型性と，相補性による個別性の両方の理解が必要であると考えられる。それに関して，Mundy et al.（1993）のモデルは，自他の同型性の理解については，他者との情動共有経験に伴う，自他の情動の随伴性を検出する能力にその起源をみている。しかし，自分と他者が同じ情動を，今そこに存在する対象に感じているということだけでは，他者と自己が渾然一体となった状態から抜け出すことができない。そこでは，相補性による個別性の理解が必要となってくるが，それに関する理論化は十分みられないと考えられるのである。

　その意味で，自他の同型性と相補性による個別性の理解の両者を，理論の射程に入れたものとして，Hobson（1993）のモデルを挙げることができる。彼は，自閉症の一次的な障害として，情動知覚の障害を指摘する。Hobsonの場合，例えば相手が笑っていることの知覚を例に挙げれば，それは単なる知覚にとどまらず，相手の情動や態度を引き受けることまでを意味しており，乳児自身もその結果笑ってしまう反応を含意している。その情動知覚があることで，基本的に，モノとは違う人の存在を区別できるようになる。そして9～10カ月ころ，他者の情動や態度の志向性を知覚すること，すなわち態度がある対象に向けられていることを理解し始める。その結果，同一対象であっても人によって異なる態度をもちうることに気付く。これが，主観的態度の源泉であるという点では自分と同じようであるが，自分とは異なる心的態度をもつという点

では自分とは異なる，個別性をもった存在として，人を理解することにつながるとしている。ジョイント・アテンション行動は，こういった，自他の同型性と個別性の理解と相俟って成立していくのである。自閉症は，情動知覚に障害があり，共に笑いあうような相互主観的な経験を積み重ねにくいため，そういった自他の同型性と個別性の理解が困難になっていると考えるのである。

このように，自閉症のジョイント・アテンション行動の障害は，行動の背景にある，他者理解の問題，そして"自己―他者"関係の理解の問題と関連を含み込んだモデル化が，さまざまに行われているといえる。しかし，これらのモデルは，まだ仮説のレベルにとどまっているものがほとんどであり，今後，具体的・実証的に検証していくことが求められているといえる。

第2節　自閉症幼児の愛着

2-1：ストレンジ・シチュエーション法による研究

Kanner（1943）は，自閉症の子どもを，「人々との情緒的接触を通常の形で形成していく生得的な能力を持ち合わせないで，この世に生まれてきた」と記述した。このように，自閉症は他者と関わりがもてないことをその特徴とすると考えられ，その意味で，愛着にも障害をもつと考えられてきた。しかし，それは，愛着をはかる測度を用いて実証的に検討されたものではなかった。

それに対し，1980年代半ばから，ストレンジ・シチュエーション法（Ainsworth, Blehar, Waters & Wall, 1978）を改編した方法を用いることによって，実証的に自閉症の愛着を検討する研究の流れが形作られている（Capps, Sigman & Mundy, 1994；Dissanayake & Crossley, 1989, 1996, 1997；Rogers, Ozonoff & Maslin-Cole, 1991, 1993；Shapiro, Sherman, Calamari & Koch, 1989；Sigman & Ungerer, 1984）。そして，そこで示された結果は，おおむね一致しており，以下の二点に集約されると考えられる。

一つは，平均CA4歳前後，平均MA2歳前後の自閉症児は，自由遊びでも養育者との分離―再会後でも，見知らぬ人より養育者に対して接近を求める（proximity seeking）行動を起こすなどの，社会的行動を多く示すことが明らかにされたことである。これは，MAを一致させた健常児や，MA・CA共

に一致させた知的障害児と比較しても同じ結果であった。すなわち，自閉症児も，養育者を他と区別して理解し，その養育者に愛着行動を起こすことが明らかになったのである。これは，Kanner（1943）以来一貫して記述されてきた，他者と関わりをもてない自閉症のイメージと一致しないという意味で，大きな注目を集めることとなった。

　二つは，そういった愛着行動と，表象スキルや言語能力などの他機能との連関の指摘である。Sigman & Ungerer（1984）は，平均CA 51.9ヵ月，平均MA 24.1ヵ月の自閉症児を被験者に，象徴遊びにみられる象徴スキルと養育者への接近維持行動の頻度の間に，有意な連関の存在を指摘した。そこでは，養育者との分離―再会で接近維持行動を多く示す自閉症児は，そうでない自閉症児よりも，自由遊びで人形に食べさせる，人形の口にボトルを持っていく，電話を人形の耳に当てるなどの象徴スキルを多く示したという。Capps et al.（1994）は，平均CA 48ヵ月，平均MA 23ヵ月の自閉症児19名を被験者とし，愛着のタイプを分ける中で，安定した愛着の子どもは不安定な愛着の子どもにくらべて，ジョイント・アテンション行動をあまり始発しないが，ジョイント・アテンションの要請（例えば，指さしの理解）にはより反応的であり，より頻繁に相手に要求を出し，より大きな言語理解能力を示すことを明らかにした。Rogers et al.（1991）は，平均CA 47ヵ月，平均MA 39ヵ月の自閉症児において，愛着の安定性の有無と，認知・言語・粗大運動・微細運動能力のそれぞれとの連関がみられたと指摘している。いずれも，愛着の個人差が自閉症児においては，表象スキルや言語能力と連関していることを明らかにしている。一方，こういった愛着と認知スキルとの連関は，知的障害児や健常児にはみられなかった（Rogers et al., 1991）。この結果は，より大きなサンプルを用いた研究（Rogers et al., 1993）でも追認されている。このことは，見知らぬ人よりも養育者に接近維持行動をより強く求める愛着行動が，特定の認知・言語スキルの獲得と連関して成立するプロセスを，自閉症児は障害特有なものとしてもっていることを示唆している。

2-2：自閉症児の愛着の有無と質

　こういったストレンジ・シチュエーション法を用いた研究結果は，自閉症児

の他者理解を考える際に，いかなる知見と検討課題を提示するのであろうか。ここでは，三点に絞って論じてみたい。

　一つは，自閉症児に愛着行動が成立するのかどうかという点に関する知見である。これはさきほども示したように，自閉症児も，見知らぬ人と区別して，養育者に選択的に社会的行動を行うということが明らかとなった。その意味では，自閉症幼児にも愛着行動は成立することが示されたといえよう。

　一方，この知見は続いて，それが養育者をどのように理解した上での行動なのかということを課題として提起する。少なくとも愛着に関する研究結果は，自閉症児が，けっして他者を物と同じにはとらえておらず，平均CA 4歳・平均MA 2歳程度の発達レベルという条件付きではあるが，見知らぬ人と養育者とを区別した理解をしていることを示している。しかし，自閉症児が養育者に何を求めて社会的行動を起こしているのか，という点は不問に付されたままである。そこには，例えば，手の届かない対象を手に入れるための道具的役割を養育者に求める場合もあれば，不確定な事態で他者の情動を参照する社会的参照（social referencing）にみられるように，養育者の表情を自らが外界を意味づける際の手がかりとして求める場合もある。前者の場合，それだけでは他者が意図や情動などの心的世界をもった存在であることの理解は必ずしも必要ではない。他方，後者の場合には，他者に具体的な行動（例えば，何かを取ってくれる）を求めるのではなく，場面を意味づける手がかりを求めているのであり，その意味では他者が場面を評価する情動や意図といった心的世界をもっていることの理解を前提にしていると考えられる。つまり，自閉症児の愛着は，その量を問題とすべきなのではなく，何のために愛着対象を求めるのかという点での質を問題にしないと，この点は解明できないと考えられるのである。これは，自閉症の愛着を，接近維持行動の量的差異ではなく，他者とのやりとりの質においてみるべきだというBuitelaar（1995）の指摘とも一致する。接近維持行動場面だけではなく，他者と関わる社会的行動場面を広く取り上げ，どんな文脈で，何のための社会的行動を行うのかを検討することが，自閉症児が愛着対象をどのように理解しているのかの質を明らかにする第一歩となると考えられる。

2-3：自閉症の愛着の発達

二つは，自閉症の愛着を個人差の問題としてとらえるのでなく，発達の中で獲得され変容するものなのかどうかを検討する必要性である。

Rogers *et al.*（1991）は，認知的能力と愛着の連関が自閉症児にのみみられたことを，次のように解釈している。そこではこの問題を，母親に代表される養育者の内的作業モデル（internal working model ; Bowlby, 1973）形成に際しての，自閉症特有の問題としてとらえた。すなわち，通常の発達では，生後早い時期から，養育者と子どもの間での相互主観的な（intersubjective）経験を基礎として，養育者に関するさまざまなデータを積み上げることで，内的作業モデルを形成していく。ところが，自閉症の場合，情動知覚の障害（Hobson, 1993）などによって，相互主観的な経験自身ができない。その状態で内的作業モデルを形成する場合は，子ども自身が経験し記憶している自らの行動と養育者の応答行動などの随伴性に基づいてなされなければならない。その際には，記憶や，その記憶した情報を処理する認知的能力が必要不可欠となると考えたのである。Rogers et al.（1993）はこういった解釈をもとに，自閉症児の愛着が，ある認知的能力の獲得に伴って発達的に形成される可能性を示唆した。

伊藤（1995）は，CA 2歳時，2歳半時，3歳時と半年ごとに3回，同一の自閉症児にストレンジ・シチュエーション法を縦断的に施行した研究を行っている。そこでは，CA 3歳になると，すべての自閉症児が養育者に選択的な愛着行動を示すことが明らかにされている。白瀧・松川・柏木（1996）も，母子愛着関係に焦点をあてた早期発見・早期療育を行う中で，自閉症の母子愛着の未確立は本質的な障害ではなく，むしろ時間がかかり，少し質的に異なる内容をもつかもしれないが，自閉症児にも母子愛着関係が確立することを示している。このことをさらに明らかにするためには，就学前のできるだけ早い時期からの縦断的研究，しかも選択的な接近維持行動だけでなく，社会的相互作用行動の質も検討する縦断的研究が求められている。

2-4：複数の大人との関わりがある場合の愛着形成

三つは，複数の大人との関わりがある場合の愛着形成を調べるという課題で

ある。先に紹介した一連の外国の研究での愛着研究はすべて，愛着対象として特定の一人の養育者を想定していた。しかし，健常児の場合，Shaffer & Emerson（1964）は，最初に愛着行動を示した時点で，複数の対象（例えば母親と父親）に愛着行動を示した者が29％存在し，生後18カ月にはそれが87％に増加したことを報告している。これは，子どもが特に一人の人物に愛着を示す生来的傾向があり，この主要な愛着は他の補助的な人物に対するものとは種類が異なるとするモノトロピィーの考えと，複数の対象に愛着を形成し，その間に質的差異はないとする考えとの議論（Rutter, 1972, 1981）に関わった問題である。それを考えた時，自閉症児の場合，特定の一人の養育者に対する愛着を調べるだけでよいのかという疑問が生じる。伊藤（1995）は，それに関する示唆的な報告を行っている。それは，CA2歳後半から3歳にかけて，母親を愛着対象として確立する時期に，自閉症児は健常児と異なり，母親以外の大人に対しては無視したり，回避する行動を併せて示すようになったというものである。見知らぬ人に対し知的障害児も2歳後半から社会的行動を向けることができるようになるのに，自閉症児は逆に社会的行動を消失させるのである。伊藤（1995）はこの結果を，養育者に何を求めて接近維持行動を行うのかという視点から，以下のように解釈している。それは，健常児の1，2歳児が，分離―再会後に養育者に接近維持行動を行うのは，養育者を心理的安全基地（secure base）として求めて行うのに対し，自閉症児は自らの具体的な要求を最もよく満たしてくれる「道具的安全基地」としての関係を求めているにすぎないということである。通常，1，2歳児が心理的安全基地として養育者を求めるのは，具体的な行動（例えば，何らかの要求を満たしてくれる）を求めてではなく，普遍的な安心感（feeling of security）を求めての行動と考えられる。養育者を代表とする他者にこういった内的作業モデルを伴う表象レベルの愛着関係が成立しているからこそ，それ以外の見知らぬ人に対しても，求めればなんらかの形で応答してくれることが予期できるようになり，その結果，社会的行動をとれるようになることが予想されるのである。自閉症児が母親へ愛着行動を示しつつ，同時に見知らぬ他者を無視し回避するようになるという結果は，自閉症児の母親への愛着行動が健常児とは異なり，表象レベルの愛着関係の成立を伴っているわけではないことを示している。それでは，健常児が

1，2歳で心理的安全基地として求める表象レベルの愛着関係は，自閉症児においては獲得不可能なのであろうか。別府（1991）は，就学前の自閉症児の縦断的研究で，母親と保母という複数の愛着対象が形成される時期に，相手の行動ではなく，意図を求めたコミュニケーション行動も出現することを明らかにしている。その意味で，自閉症児が，表象レベルの愛着関係を成立させうるかどうか，そしてそれが成立する場合，それは単一の養育者との関係だけで成立するのか，それとも複数の大人との愛着関係において成立するのかは，今後の重要な検討課題であると考えられる。

2-5：他者理解と愛着の関連

他者の心の理解を考える際に，愛着研究の文脈でいえば，「心の理論」よりも「内的作業モデル」の概念がまず取り上げられることが指摘されている（遠藤，1997）。内的作業モデルとは，遠藤（1997）によれば，愛着対象への近接可能性や，愛着対象の情緒的応答性に関するその個人の主観的な確信であり，一方で，愛着対象との関係で規定される，自分自身の価値に関するある評価的意識とされる。前者の主観的確信とは，例えば，自分が求めれば，愛着対象は必ず応答してくれる，あるいは応答してくれないといった点での確信であり，それは当然，愛着対象を代表とする他者認識に大きな影響を及ぼす。また，後者の自分に対する評価的意識とは，例えば，自分は愛着対象に愛される存在なのかそうでないのかといったものであり，それは自己意識を形成する上で大きな役割を果たすことが予想される。

このように，内的作業モデルは，本来，自他認識と密接に関連する問題なのである。そして，そういった内的作業モデルが，具体的にどのような愛着行動を積み上げる中で形成されるかを検討することは，他者認識を考える際には避けることのできない課題となる。ところが，従来のストレンジ・シチュエーション法を中心とした自閉症の愛着研究では，養育者への選択的な愛着行動の量的な差異を基本的に問題としており，愛着行動の内容を吟味しながらそれを自他認識，特に他者認識と結び付ける議論は十分には展開されてこなかったと考えられる。これは，自閉症児が愛着行動を示すという知見が，自閉症は他者と関わりをもてない障害であるというKanner（1943）以後信じられていたイメ

ージと相対立したため，その行動の有無という量的差異の検証に研究の焦点が向けられてきた経緯があったことも一因と考えられよう。しかし，これを他者認識と関連させて論じる上では，愛着行動の有無ではなく，どんな文脈で何を求めて愛着行動を行うのかという，愛着行動の内容自体を検討する必要があると考えられるのである。これは，Buitelaar（1995）の指摘する，自閉症の愛着を検討する際には，その量的差異ではなく愛着行動の質を問題にすべきという論と合致するものである。

　換言すれば，自閉症の愛着の問題は，接近維持行動の量的比較ではなく，どんな文脈で何を目的として愛着対象に接近維持を行うのかといった，愛着の質を検討することによってのみ，それを他者認識の問題と連関して検討できることを示しているといえる。そして，この点の解明が，自閉症の愛着研究からも内在的に求められている領域であると考えられるのである。

第3節　自閉症の鏡像認知にみられる自己認知

3-1：マーク課題にみられる自閉症の鏡像認知

　自閉症は，Kanner（1943）が初めて症例を報告した時から，人を人として認識して対応できない，極端な対人的孤立を特徴とするものとして指摘されてきた。これは，自己と非自己の区別の不十分さのあらわれと考えられ（例えば，Ornitz & Ritvo, 1968），その意味で自閉症は，自己認知になんらかの障害があるものと考えられてきた。しかし，それは，具体的に自己認知を調べる，何らかの測度（例えば，後で述べる鏡像認知課題）に依拠した議論ではなかった。

　それに対し，Gallup（1970）が，自己の鏡像認知を調べる課題としてマーク課題（marked-face task）を開発したのをきっかけに，その測度における自閉症の自己認知が調べられるようになった（Newman & Hill, 1978；Dawson & McKissick, 1984；Ferrari & Matthews, 1983；Spiker & Ricks, 1984）。マーク課題とは，被験者が鏡を見ていないところで，鼻などに肌の色と違うマーク（例えば，赤色のルージュ）を実験者が付け，その後，鏡を見せた時に，自分の鏡像を手がかりに自分の鼻についたマークを拭き取れるかどうかをみる課題である。マークを拭き取ることは，鏡像を自己像と認識している

から可能なのであり，よって視覚的な自己認知が成立している指標であるとされたのである。

　Newman & Hill（1978）は，CAが5歳5カ月から11歳4カ月まで（平均8歳9カ月）の自閉症男子7名を，統制群として設定した平均2歳の健常児（1歳4カ月から2歳7カ月）10名（男6名・女4名）と，比較検討した。その結果，自閉症児では7名中6名が視覚的自己認知が成立していることが明らかとなった（統制群は，10名中7名）。しかし，健常児は，マークの付いた自己像を見て，恥ずかしがったり（coyness）する自己意識行動（self-conscious behavior）を行ったのに，自閉症児にはそれがみられなかったことも指摘された。

　Spiker & Ricks（1984）は，Newman & Hills（1978）の結果を，より大きなサンプルで検討している。そこではCA 3歳7カ月から12歳8カ月まで（平均7歳7カ月）の自閉症児52名（男45名・女7名）を被験者にした結果，36名（69.2％）において，視覚的自己認知が成立していた。また，視覚的自己認知の成立が，他のどんな能力と関連しているかも併せて検討した結果，話し言葉（speech）の有無と視覚的自己認知の有無が有意に連関していることが明らかになったのである。ただしここでも，マーク添付前後で表情を分析した結果，8割の41人（79％）が前後ともに無表情で明確な感情を示しておらず，Newman & Hills（1978）と同じく，恥ずかしがるような自己意識行動はみられないことが指摘された。

　Dawson & McKissick（1984）は，就学前の低年齢の自閉症児に対象をしぼって，視覚的自己認知を検討した。被験者としては，CA 4歳1カ月から6歳8カ月（平均60.60カ月）の自閉症児15名（男12名・女3名）である。その結果，15名中11名において，視覚的自己認知が成立することが明らかとなり，従来のマーク課題の結果は就学前の低年齢の自閉症児に限定しても成立することを指摘した。またここでも，他の認知能力との関連を検討しているが，その結果，対象の永続性と視覚的自己認知の成立には有意な連関がみられたが，動作模倣については被験者全体がこの課題を通過できず，有意な連関はみられなかった。また，自己意識行動についてみると，マークを添付する前の鏡像に対する反応でも，自己意識行動が健常児にみられるのに対し，自閉症児ではそ

れが全くみられないことも明らかにされた。

　この自閉症児のマーク課題の結果は，以下の三点にまとめることができる。

　一つは，鏡を見て自分の顔に付いたマークを拭き取ることで定義される視覚的自己認知は，自閉症児でも可能であるということである。これは，Kanner（1943）以来考えられてきた，自閉症児に自己認知が障害されているという考えに修正を要求することとなった。すなわち，マーク課題に見られる視覚的自己認知は，自閉症にも成立しており，そのレベルでの自他分化はみられることが示されたのである。

　二つは，しかし，健常児ではみられる自己意識行動が，自閉症児ではみられないことである。自己意識行動とは，マークの付いた鏡の中の自己像を見た際に，はにかんだり，困惑した表情を見せることをさす。こういった表情は，マークの付いた，いつもと違う自分の顔に対し，他者から見られる対象としての「他ならぬ自己」（百合本，1981）を意識するがゆえに表出されると解釈される。これに対し，健常児だけでなく，ダウン症児でも，健常児がマーク課題に通過するのに匹敵するMAをもった子どもであれば，同じように自己意識行動を示す（Mans, Cichetti & Sroufe, 1978）ことが明らかにされている。これより，この自己意識行動の欠如は，単なる発達の遅れに帰因できない，自閉症の障害特有の特徴と考えられたのである。

　三つは，こういった自己認知と他の認知的能力との連関についてである。Spiker & Ricks（1984）は，話し言葉（speech）との有意な連関を示し，Dawson & McKissick（1984）は，動作模倣とは連関がないが，ピアジェのいう感覚運動期の第5・6段階（通常の発達でいう1歳前半から1歳半ころ）の対象の永続性とは有意に連関することを指摘した。これは，自閉症児の自己認知が，障害により欠損しているものでなく，さまざまな認知発達と連関しながら，発達の中で形成されるものであることを示していると考えられるのである。

3-2：視覚的自己認知と他者の心の理解

　しかし，こういった共通する結果をどう解釈するか，については，一致した見解が得られていないのが現状である。

そこで議論となるものの一つが，マーク課題を含む鏡像課題は，自己認知の何を測定しているのかという問題である。Mundy & Sigman（1989 a）は，自閉症の鏡像課題研究をレビューする中で，鏡像課題での結果が，自閉症においても自他分化と自己認知が可能であることを示していると結論づけている。その上で彼女らは，自己像に対する感情表出の障害が自己意識行動の欠如にあらわれているとし，自己認知の問題ではなく感情表出の問題としてこれを解釈している。これは，マーク課題を通過することは，自己認知の成立を測定しているという立場に立った見解となっている。

それに対し，Dawson & McKissick（1984）は，鏡像課題が，あるレベルの自己認知しか扱いえない限界を指摘している。それは具体的にいえば，マーク課題は，視覚的自己認知のレベルしか測定できないという主張である。そして，健常児では視覚的自己認知が成立するのと同時に出現する，自己意識行動がみられないところにこそ，自閉症の自己意識の本質的な問題があると考える。すなわち，自閉症では，視覚的自己認知は存在しても，他のレベルの自己覚知感（sense of self-awareness）が十分に発達しておらず，よって自己意識行動ができないと考えるのである。同様に，Baron-Cohen（1988）も，自己意識行動の欠如が，自分自身を思考の対象とみなす能力のなさに帰属する問題と把捉している。

この問題を考える際に重要となるのは，自閉症児がマーク課題には通過するのに，健常児が同時に示す自己意識行動は行わない，という矛盾を統一的に説明することであろう。その際に，次の提案は検討に値すると考える。それは，他者から見られている自分を視覚的対象として認知することと，他者がどのように自分を見ているのかという他者の心的世界の内容を認知することを，区別して検討するということである。Loveland（1993）は，テスト中のある自閉症児の観察から，自閉症児も他者から見られていることを意識した行動をとったりできること，しかし実際には他者が本人を見つめてはいないなど，実際の他者の心的状態の知覚としては間違っている場合があることを指摘した。そしてそういったことから，自閉症児は，他者から見られる対象としての自分は認知できるが，その見ている他者の心的世界の内容の理解に障害がある可能性を示唆したのである。

自己意識行動とは，マークの付いた，いつもと違う自分の顔を見た際に示す，恥ずかしさや困惑の表情とされている。これは，いつもと違うマークの付いた自分の顔を，他者が見てどう感じるかということを推測するがゆえに感じる感情と考えられる。すなわち，自己意識行動を行うことは，自己像を見ることで生じる他者の心的世界の推測と理解を含んだ行動といえるのである。

こういったことは，自閉症児がマーク課題で調べられる視覚的自己認知は示しつつも，自己意識行動を行わないことを，次のように統一して解釈できる仮説を提出する。それは，自閉症児は，認知的能力との連関で，自分を視覚的対象として認知することは可能となるが，他者がどのように自分を見ているのかという，他者の心的世界の内容を認知することの障害は存在し，そのことが健常児ではみられる自己意識行動を生じさせないというものである。このことは，「心の理論」欠損仮説とも合致するものである。その意味で，自閉症のマーク課題で調べられる視覚的自己認知は，自己認知の枠内でのみ議論されるのでなく，心的状態を含む他者理解と連関して検討することこそが，その理解を深化させる契機となると考えられるのである。

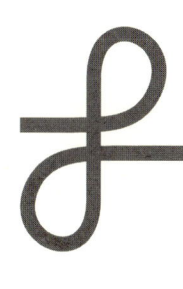

第3章

自閉症幼児における，ジョイント・アテンション，愛着，鏡像認知と他者理解に関する仮説的モデル

第1節　本研究での仮説的モデル

　第2章で示したように，自閉症幼児のジョイント・アテンション，愛着，鏡像認知は，それぞれ，他者理解と密接な関連がある可能性が先行研究から示唆された。ここでは，その連関の様相についての仮説的モデルを提示することで，本研究の計画を述べることとする。

　まず，仮説的モデルを説明するにあたって，その中軸となる他者理解を，以下の三つのレベルにわけて議論を進めることにする。それは，(1)行為者（agent）としての他者理解のレベル，(2)他者の心の存在を理解するレベル，(3)他者の心の内容の表象的理解を行うレベルである。これは，発達的には(1)→(2)→(3)の順番で進むものである。第1章でふれたように，「心の理論」は，(3)の，他者の心の内容の表象的理解を行うレベルを基本的には問題としていると考えられる。それに対し，「心の理論」の発達的起源をさぐるためには，心の内容の表象的理解の前提にある，(2)の心の存在の理解のレベルを検討する必要があるのである。これは，他者が対象や出来事に対し，自分と同じようにある態度や視点をもつこと，しかもそれだけではなく，自分とは異なる固有の態度や視点を有することも可能であることを理解することである。麻生（1992），子安・木下（1997），Moore（1996）はこれを，自己と他者の同型性と，相補性による個別性の理解としており，自他分化と密接に関連したものとして論じている。

　ここでは，もう一つ，(2)のレベルのさらに発達的に先行するものとして，(1)の，行為者としての他者理解のレベルを想定する。これは，他者の心の存在は

まだ理解していないが，行為を発動する主体者として他者を把捉しているレベルである。麻生（1992）は，この他者理解が，他者の対物行為を，単なる物理現象としてではなく他者の行為によって引き起こされた事象として知覚することで示されると指摘している。例としてそこでは，お風呂に入っている際に，父が持っていたロボットを湯船に落として大きな音がした時に，7カ月半の子どもが，その音のしたロボットを見るのではなくびっくりしたように父を振り返った行動を挙げている。ここで示される，他者が引き起こしている出来事や事象をその他者と関連させて知覚することが，行為者としての他者理解に基づく行動なのである。

　これは次第に，他者が引き起こした出来事をその他者と結び付けることにとどまらず，目の前で生じる出来事に能動的に反応するであろう行為主体として他者を知覚する行動に発展する。麻生（1992）はそれを，行為の共同化と名付けた水準のコミュニケーション活動として説明している。行為の共同化とは，自分が行うある行為が，他者のある反応を引き起こすことを予期した上で行為するコミュニケーション活動である。例として麻生（1992）は，8カ月の乳児が，電気カーペットのコントロール部分をさわりながら父親を見て，叱られるのを期待して笑う行動を取り上げている。このコントロール部をさわるというのは，本来，対人行為ではなく対物行為である。ところが，その対物行為が他者のある行為を引き起こすことに気付き，対人行為として行っているのである。これはまさに，自分がコントロール部分をさわるという出来事に，能動的に行為を発動する主体として他者を理解するがゆえに行う行為と考えられる。

　本研究では，自閉症の就学前の幼児を対象とする。しかもその対象の大部分が，話し言葉をもっていない知的障害を伴うものである。その意味では，上記の(1)と(2)のレベルの他者理解が中心的な問題となることが予想される。そこで以下では，行為者としての他者理解と，他者の心の存在を理解するレベルの他者理解を取り上げ，自閉症のジョイント・アテンション，愛着，鏡像認知との関連を検討することとする。

　ジョイント・アテンションは，他者とある対象への注意や興味・関心を共有する行動である。そして，このジョイント・アテンション行動が成立する上では，Tomasello（1995 a）のいう伝達意図を有する行為者（intentional agent）としての他者理解が必要となる。そして，自閉症児がジョイント・アテンション行動を行わないのは，この他者理解の障害を反映していることが推察されるのである（例えば，Mundy & Sigman, 1989 a）。そうであるとすれば，ジョイント・アテンション行動は，意図を有する行為者，すなわち心的状態を有する主体として他者を理解する(2)のレベルを基礎として成り立っている行動であることが予想される。そして，自閉症の場合，他者の心の存在の理解に障害をもつことが，ジョイント・アテンション行動の障害の一因となっていると考えられるのである。

それでは，愛着は，他者理解とどのような関連のもとに存在しているのか。この問題を考える際には，内的作業モデルという概念を見落とすことはできない。内的作業モデルは，愛着対象への近接可能性や情緒的応答性に関する主観的な確信，そして愛着対象との関係で規定される，自分の価値に関する評価的意識であるといわれる（例えば，遠藤，1997）。これは，まさに自他理解の発達的基盤を形成するものである。そして，こういった機能をもつ内的作業モデルは，その性質ゆえに，他者の心情や行為の予測・解釈に不可避的に影響を及ぼすものでもある。しかも，内的作業モデルは，最初，特定の母親などの他者との関係で形成されるが，次第に具体的な愛着対象だけでなく，他者一般にそれが適用されていく。その意味では，この愛着は，他者の行動を解釈し予測する際に用いられる，心的状態を有する主体としての他者理解や行為者としての他者理解を形成する成立基盤の一つとして機能することが予想されるのである。

さらに，このジョイント・アテンションも愛着も，自閉症児においてあるレベルまで発達することが指摘されている。そうであるとすれば，愛着対象の形成を契機として，行為者としての他者理解や心的状態を有する主体としての他者理解が形成され，その他者理解が心の存在を理解できるレベルに達したところで，ジョイント・アテンション行動が成立するというプロセスを想定することができるのである。

一方，鏡像認知にみられる視覚的自己認知は，他者から見られる対象として自己を把捉することであり，見る側としての他者の視点や立場の理解が必要であることが，健常児の研究から指摘されている（例えば，園原，1980）。すなわち，健常児の場合，視覚的自己認知と，他者の心的世界の内容の理解は連関

して成立する。その結果，他者からマークの付いたいつもと違う自己像がどう見られているかを気にすることができることにより，自己意識行動が生じるのである。ところが，自閉症の場合，健常児が同時に示す，マーク課題での視覚的自己認知と自己意識行動のうち，視覚的自己認知は行いつつ，自己意識行動は行わないという自閉症特有のパターンを示すことが明らかとなっている。これは，自閉症の鏡像にみられる視覚的自己認知が，健常児とは異なり，他者の心の内容を理解することを伴わずに成立する可能性を示唆している。すなわち，本来，連関している視覚的な自己認知と，ある心的世界を有する主体としての他者認知が，自閉症の場合，乖離していることが予想されるのである。

この関係を図示したのが，Figure 5 である。

第2節 本研究の構成

3-1で述べた，自閉症の他者理解とジョイント・アテンション，愛着，鏡像認知の関連の様相を，本研究では次のように検討する。

まず，自閉症児のジョイント・アテンション行動を，後方向の指さしの理解を取り上げることで検討する。従来の研究では，指さしの理解にみられる応答のジョイント・アテンション行動は，自閉症において障害をもちつつも，発達的に形成されることが示されている。本研究では，指さし行動の理解の有無にとどまらず，指さしをした他者（大人）への反応を詳細に検討することで，そこにあらわれる他者理解の指標を抽出し，その他者理解とジョイント・アテンション行動との関連も検討する。第4章はその横断的検討，第5章は縦断的検討を扱ったものである。

第6章・第7章では，話し言葉をもたない自閉症幼児の愛着を検討する。そこでは，愛着行動の有無ではなく，どんな文脈で何を求めて愛着行動を行うのかという，愛着行動の内容を明らかにすることを目的とする。これは，愛着を検討する際に，どんな場面や文脈で他者の近接維持・情緒的応答を自閉症児が確信しているかを検討することになり，これを明らかにすることで，自他理解と密接に関連している内的作業モデルの内容に迫れると考えるからである。そして，麻生（1980）の「振る舞いとしての他者理解」という概念を適用するこ

第 2 節　本研究の構成　61

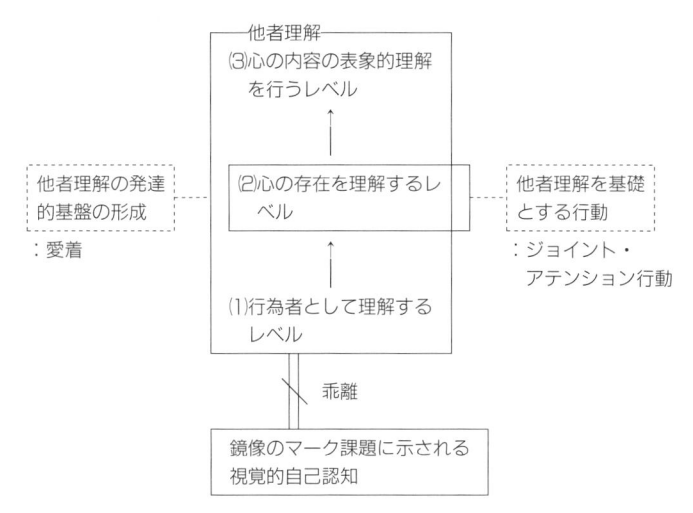

```
           ┌─ 他者理解 ──────────────┐
           │  (3)心の内容の表象的理解  │
           │     を行うレベル         │
           │         ↑               │
┌──────────┤  (2)心の存在を理解するレ │ ┌──────────┐
│他者理解の発達│     ベル                │ │他者理解を基礎│
│的基盤の形成 ├─                       ─┤とする行動   │
└──────────┘         ↑               └──────────┘
 ：愛着     │  (1)行為者として理解する │  ：ジョイント・
           │     レベル               │  アテンション行動
           └─────────────────────────┘
                     ↕ 乖離
           ┌─────────────────────┐
           │ 鏡像のマーク課題に示される │
           │     視覚的自己認知       │
           └─────────────────────┘
```

Figure 5　本研究の仮説的モデル

注：自閉症幼児の他者理解が(1)→(2)→(3)と個人内で発達する。そして，この(2)の，心の存在を理解するレベルの他者理解を基礎とする行動として，ジョイント・アテンション行動が成立する。そういった，他者理解の発達的基盤を形成するもののひとつとして，愛着が存在する。鏡像認知は，健常児の場合，他者理解と関連することで自己意識行動を伴うが，自閉症児の場合，視覚的自己認知は成立しつつも自己意識行動が生じないという意味でその両者が乖離している点に特徴がある。

とで，他者理解を取り上げ，それと愛着の内容との連関を検討する。話し言葉をもたないレベルでの他者理解や愛着行動の内容は，多様な要因を含んだ日常的で具体的な他者との関係性やコミュニケーションの中でこそみえてくる性質のものと予想される。よってここでは，事例の日誌的観察法を用いながらこの問題を検討する。第 6 章は，話し言葉をもたない自閉症幼児の事例であり，第 7 章は同じ自閉症幼児であるが，挑発行為（杉山，1990）を一時期頻発したという意味で，問題行動が注目された事例である。

　第 8 章では，自閉症幼児の自己認知を検討する。ここではそのために，鏡像認知課題であるマーク課題を施行する。そして，マークを拭き取ることで示される視覚的自己認知と，その際に健常児では同時にみられる，恥ずかしさや困惑などの表情を示す自己意識行動を検討する。そして，自閉症幼児の場合，他者からみられる視覚的自己の認知は成立するが，他者の心的状態の内容を理解できないため，その自己像を見て他者が有する心的状態を予測できず，その結果として自己意識行動が生じないと仮説する。しかし，他者の心的状態の内容

は理解できなくても，視覚的な自己像を認識できるのであれば，いつもと違う自己像になんらかのとまどいを示すことも予想される。しかし，それを他者の心的状態と関連させて理解できないため，とまどいを他者に伝える行動を行わず，自己意識行動も生じないという可能性も存在する。この仮説を，マークの添付された鏡像を見た後の反応を分析することで検討することとする。

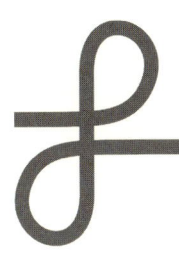

第4章
自閉症幼児におけるジョイント・アテンション行動としての指さし理解の発達と障害（その1）横断的研究

第1節 問　題

　自閉症児が指さし行動（pointing）の理解と産出に障害をもつことは，多くの研究によって注目されてきた。しかしそこでは当初，小松（1978, 1979），花熊・橋本・松本（1987）の研究に示されるように，指さし行動の機能が，指示するもの（指先）と指示されるもの（事物）の分化という点で，言語的表示の機能と類似している点に着目して進められてきた。つまり，指さし行動を，能記―所記関係に発展する行動を含んでいるという意味で，「言語の発達的前身」（村田，1977）ととらえたのである。その指さし行動の障害を自閉症児が示すことは，自閉症が言語とそれを準備する認知能力に一次的障害をもつとするRutter（1978）の言語認知障害説と合致しており，その点がより注目を集める一因となっていたと考えられる。

　他方，1980年代後半より，指さし行動を，見せる行動，参照視などの行動とともに，ジョイント・アテンション行動として取り上げる研究がみられるようになった。ジョイント・アテンション行動とは，「対象に対する注意を他者と共有する行動」であり，健常児でいえば通常10カ月から1歳始めころに獲得される。自閉症児を被験者とした研究としては，Mundy, Sigmanらの一連の研究がある（Mundy & Sigman, 1989 a, 1989 b, 1989 c ; Mundy, Sigman & Kasari, 1990, 1993 ; Mundy, Sigman, Ungerer & Sherman, 1986 ; Sigman & Mundy, 1987 ; Sigman, Mundy, Ungerer & Sherman, 1986）。これはCurcio（1978）が先鞭をつけた，語用論的研究を発展させたものと考えられる。Curcioは，自閉症児が健常児であれば同時期に獲得する原命令形の指さし

（例えば，「○○をとってほしい」という要求の指さし）と，原叙述形の指さし（例えば，「□□をいっしょに見て欲しい」という叙述の指さし）のうち，原叙述形の指さしにのみ障害を示すことを明らかにした。ここでいう原叙述形の指さしとは，まさにジョイント・アテンション行動の代表的なものである。Mundy et al.（1986）はBruner & Sherwood（1983）の分類に基づき，自閉症児のノンバーバル・コミュニケーション行動を，要求行動，社会的相互作用行動，ジョイント・アテンション行動の三つに分け，半構造的な観察場面でその出現頻度を検討した。その結果，健常児であれば通常10ヵ月ころ，同時期に獲得されるノンバーバル・コミュニケーション行動の中で，自閉症児は，要求行動や社会的相互作用行動（例えば，大人にくすぐってもらった後，それをやってほしくて大人に手を伸ばしながら視線をあわせる）はある程度みられながらも，ジョイント・アテンション行動はほとんどみられないという，発達的なアンバランスを示すことが明らかになった。

　この一連の結果は，自閉症児の指さし行動の障害を，「言語の発達的前身」として含まれる，能記―所記関係に発展する表象能力の障害とのみとらえる見解に疑義を挟むものとなる。なぜなら，その見解では以下の点が説明できないからである。自閉症児において，表象能力の障害のみが問題になるとすれば，その点では同じ能力を仮定される要求の指さしとそれを含む要求行動においても，自閉症児の障害が示されるはずであるが，結果はそうなっていない。

　以上の点をふまえ，Mundy & Sigman（1989a）は，指さし行動に代表されるジョイント・アテンション行動の中で，「誰と何を共有しようとしているのか」という点が重要で，その点で自閉症児は障害をもっていることを仮説的に提起した。具体的には，ジョイント・アテンション行動が，(1)ジョイント・アテンション行動を行う相手が，対象へのポジティブな感情や興味・関心といった，自分とは相対的に独立した心理状態を有した主体であるという他者認識と，(2)その他者が，自分がある対象や出来事に対して抱いているポジティブな感情や興味・関心を共有できることの理解を必要とすること，そして自閉症児の障害がまさにその点にあると考えたのである。

　ここでは，以上の点より，指さし行動を，(1)能記―所記関係の発達的前身としての対象指示機能の側面と，(2)指さした対象への注意を相手と共有する目的

で行うジョイント・アテンション行動，の二つの側面をもった行動ととらえる。そして，そのように指さし行動をとらえた場合，自閉症児の指さし行動の障害は，(1)の側面よりも(2)の側面の障害をより強く反映していることが仮説される。ここでは，自閉症児の指さし理解課題を取り上げることによって，上記の仮説を検討することを目的とする。

しかし，従来の自閉症児の指さし理解課題をみると，課題自身が対象指示機能の側面を調べることを強調して作られていると考えられる。例えば，Mundyらの一連の研究で使われているESCS（Early Social-Communication Scale）では，一連のおもちゃの提示と，演示の途中で突然被験者の横ないし後方の壁に貼ってあるポスターを，実験者が「ほら，見てごらん」と言いながら指さした際に，それを45度以上頭を動かして振り返るかどうか，が指標とされている。指さし理解をジョイント・アテンション行動としてとらえれば，少なくとも以下の二点での改善が必要と思われる。一つは，指さし行動が行われる文脈が，被験者にとって唐突であり，実験者が対象に関するポジティブな感情を共有する事態が成立した後で実験者が指さしを行う，といった点での工夫が必要である。二つは，何をもって指さし行動を理解したとするのか，という点である。指さした方向を振り返るということは，対象指示機能の理解を示していると考えられるが，ジョイント・アテンション行動として，他者のある対象に対する注意を共有したい意図をどの程度まで理解しているかは，不明確である。Tomasello（1995a, 1995b）がいうように，伝達意図をもつ行為者（intentional agent）として他者を理解しているのであれば，指さした対象を振り返った後，指さしを行った大人に対し，対象を共有したことを伝え返し確認する，なんらかの行動を伴うことが予想されるのである。

以上の点を，指さし理解課題によって検討するために，本研究では以下の三点を工夫する。一つは，後方向の指さし理解課題を用いることである。これは，被験者と実験者が並んで同じ方向を指さす同側の指さしと異なり，実験者の指さした指先と指さされた対象が，同一視野内に入らない。そのため，後方向の指さしに対して，被験者が後方向を振り返って見た場合，そこには，意味するもの（ここでいえば，指さしの指）から，意味されるもの（指さされた対象）を呼び起こす，「能記一所記」の分化につながる能力の存在が明確に想定でき

る（Masur, 1983）ためである。二つには，指さしの対象として，別府（1992）が用いたシャボン玉を用いる点である。これはPEP教育診断検査（ショプラー＆茨木，1987）でも用いられ，別府（1992）も指摘するように，発達的に重度な自閉症児においても，興味を示しやすい対象と考える。自閉症児自身が興味を持つ対象でない場合，指さした方向を見ることがなくても，それが，他者とある対象への注意を共有する能力に障害があるためなのか，自閉症児自身にとって対象自身が共有するに値しないものであるためなのか，が確定できないと考える。三つは，指さし行動の理解を，指さした方向を振り返る行動だけで判断するのでなく，その前後の行動の流れを詳細に分析することである。特にここでは，後方向の指さし課題を用いることにより，対象を共有したことを，指さした大人に伝え返し確認するための具体的な行動を必要とすることが予想される。なお，本論文では，5カ月から20カ月の健常児との比較検討を併せて行い，自閉症児の特徴をより詳細に検討することとする。

第2節　実　験　1

2-1：目　　的

シャボン玉を対象とした場合の，大人による後方向の指さし行動の理解の発達を，5カ月～1歳8カ月の健常児を対象に明らかにする。

2-2：方　　法

2-2-1：被験者

岐阜市内の障害を持たない保育園児。0;5～0;8（これは，0歳8カ月の略記：以下同様）歳児12名，0;9～1;0歳児11名，1;1～1;4歳児17名，1;5～1;8歳児13名，計53名。

2-2-2：手続き

(1)指さし理解課題：被験者とラポールを十分とった上で，玩具を使って，シャボン玉を数回吹いて見せる。これは1回吹くと数個（たいていは10個以上）のシャボン玉が同時に出る玩具である。そのため，被験者の左右前後に同時に，

複数個のシャボン玉がとんでいる状況が作り出される。そして，被験者が，シャボン玉を追視する，シャボン玉に手を出してさわろうとする，実験者を見返って視線を合わせてもう一回吹くのを待つ，実験者を見返ってもう一回吹くよう要求する，のいずれかの行動を示したところで，それを被験者がシャボン玉に興味を示したと判断し，以下のように，後方向の指さし理解課題を施行する。実験者は，被験者と対面した位置に座り，シャボン玉を吹いて，本児の左右前後に吹きとばす。被験者が，前方を中心にシャボン玉を数秒見た後，実験者は被験者とのアイコンタクトを確認してから，「○○ちゃん，あれ！」と言いながら，被験者の後方向を凝視し手を伸ばしながら指さす。なお，課題は，各被験者に3回ずつ施行した。

(2)指さしの自発的産出をみるための半統制的観察課題：なお，被験者の指さしの自発的産出をみるため，4種類の玩具（新版K式発達検査道具の中の，鏡・赤積木10個・小鈴と瓶，そしてゼンマイ仕掛けの豚人形）を，随時提示した。自発的にそれで遊ばない場合は，実験者が，以下のように演示して見せた（鏡は回転させ，「クルクル・バー」と言いながら，本児の顔の前に提示する・積木は2個両手に持って打ち合わせる・小鈴を瓶に入れて振りならす・瓶から小鈴を出して小鈴と瓶を提示する・ゼンマイを回して，豚の人形を動かす）。そして，その玩具での実験者との自由遊びを行い，それを10分間ビデオ記録を行った。さらに，「ワンワンどれ？」などと，言語で問いかけ，6個の絵の中から適切な絵を指さして答える，新版K式発達検査の「絵カード」の課題も併せて行った。

2-3：結　果
2-3-1：後方向の指さし行動理解

　まず，後方向の指さし行動の，対象指示機能理解について検討する。ここでは反応を，(1)後方向を振り返る（ここではこの行動を，指さし理解行動とする）[注1]，(2)実験者の指のみを見る，(3)無反応の三つに分け，(1)の反応が3試行中1回でもみられた場合，対象指示機能における指さし理解行動を行ったと評価した。この反応分類について，ランダムに選んだ被験者計25名を対象に，独立した2人の評定者が，ビデオ記録を見ながら評定したところ，その一致率

Table 1　0;5～1;8歳児の後方向の指さし理解課題に対する反応

	後方向を振り返る（共有確認行動を行った者）		指のみを見る	無反応
0;5～0;8歳児群 $N=12$	0	(0)	9 75.0	3 25.0
0;9～1;0歳児群 $N=11$	5 45.4	(1) (9.1)	4 36.4	2 18.2
1;1～1;4歳児群 $N=17$	14 82.3	(10) (58.8)	2 11.8	1 5.9
1;5～1;8歳児群 $N=13$	12 92.3	(6) (46.2)	0	1 7.7

下段は%

は92.0％であった。評価が不一致だったものについては，両者が協議の上，再評価した。その結果，Table 1に示したように，0;5～0;8歳児群では，75.0％が実験者の指を見るのみであるのに対し，0;9～1;0歳児群では指さし理解行動を行った者が45.4％，1;1～1;4歳児群では，8割以上が指さし理解行動を示した。隣接した年齢群間で直接確率法による検定を行った結果，0;9～1;0歳児群より，1;1～1;4歳児群の方が，指さし理解行動を行った者が5％水準で有意に多いことが示された（$p=.045$）。後方向の指さし理解課題に特徴的な行動として，実験者の指さしで後方向を振り返った後，被験者自ら実験者に対して，以下のような行動を行うことがみられた。それは，後方向を被験者自ら指さしながら実験者を振り返る，あるいは，後方向を見た後，「アー」など発声しながら実験者を振り返る，といった行動である。これは，「私はあなたが伝えたモノを確かに見たよ」とでもいうような，対象を共有したことを実験者に伝え返し確認する行動であり，その意味で，伝達意図を有する行為者として実験者を理解する能力を伴った行動と考えられる。ここではそれを，共有確認行動と命名する。この，共有確認行動の有無を，さきほどと同じ25名に対し，独立した2名が評定したところ，一致率は96.0％であった。評価が不一致だったものについては，両者が協議の上，再評価した。共有確認

行動を行った者は 0；9～1；0 歳児群では 1 名（9.1％）であるのに対し，1；1～1；4 歳児群では 10 名（58.8％），1；5～1；8 歳児群では 6 名（46.2％）であり，1；1 歳以後では約半数が共有確認行動を行うことが明らかになった。そこで，隣接する年齢群間で χ^2 検定を行ったところ，0；9～1；0 歳児群より 1；1～1；4 歳児群の方が共有確認行動を行う者が有意に多い（$\chi^2=5.00$, $df=1$, $p<.05$）[注2]ことが示された。

2-3-2：指さし行動の自発的産出

半統制課題での，自発的に産出された指さし行動を，秦野（1983），山田・中西（1983）に基づき，その機能によって，興味・驚きの指さし（子どもの伝達意図が不明瞭であり，相手を振り返る行動を伴わない場合），要求の指さし（何かを取ってほしいなどの場合であり，その要求対象が与えられることで指さしを止める場合），叙述の指さし（子どもの伝達意図が明瞭であり，相手を振り返る行動を伴う場合），応答の指さし（言語による質問に対する指さしでの応答），言語による命名を伴う指さし（例えば，「ワンワン」と言いながら犬の絵を指さす）に分類する。前述の 25 名に対し，独立した 2 名の評定者がビデオ記録を見て，各指さし行動の有無を評定したところ，一致率は，興味・驚きの指さしで 96.0％，要求の指さしが 80.0％，叙述の指さしが 96.0％，応答の指さしが 96.0％，言語による命名を伴う指さしが 100.0％であった。評価が不一致だったものについては，両者が協議の上，再評価した。指さし行動を産出した者と，その指さしの種類別の人数を Table 2 に示す。Table 2 をみると，指さし行動を産出した者が，0；5～0；8 歳児群で 0 名，0；9～1；0 歳児群で 1 名なのに対し，1；1～1；4 歳児群で 15 名（88.2％），1；5～1；8 歳児群で 11 名（84.6％）と，急増している。隣接する年齢群の間で χ^2 検定を行ったところ，0；9～1；0 歳児群より，1；1～1；4 歳児群の方が，指さし行動を産出する者が有意に多かった（$\chi^2=17.08$, $df=1$, $p<.001$）。また，指さし行動を機能的に分類してみると，1；1～1；4 歳児群は叙述の指さし（70.6％）が最も多く，その他に，要求の指さし（41.2％），興味・驚きの指さし（35.3％）がみられる。それに対し，1；5～1；8 歳児群では，興味・驚きの指さしがほとんどみられなくなった（7.7％）が，叙述の指さしと応答の指さ

Table 2 0;5～1;8歳児の指さしの産出とその種類

	指さしを産出した者	興味・驚きの指さし	要求の指さし	叙述の指さし	応答の指さし	命名を伴う指さし
0;5～0;8歳児群 $N=12$	0 0					
0;9～1;0歳児群 $N=11$	1 9.1		1 9.1			
1;1～1;4歳児群 $N=17$	15 88.2	6 35.3	7 41.2	12 70.6	1 5.9	
1;5～1;8歳児群 $N=13$	11 84.6	1 7.7	9 69.2	11 84.6	11 84.6	8 61.5

下段は%

しは，指さし行動を産出した者全員が行うようになり，しかも，他の年齢群では全くみられなかった，命名を伴う指さしもこの年齢群でのみ8名（61.5％）みられた。これは，指さし行動の産出が，1;1～1;4歳児群からみられるようになることに加え，まだ，その年齢群では，指さし行動の伝達意図が不明瞭な場合をある程度含むこと，そしてそれに対し，1;5～1;8歳児群になると伝達意図は明確になることを示している。

2-3-3：後方向の指さし行動理解と指さし行動の産出の個人内の連関

後方向の指さし理解行動を行った者と指さし行動の産出を行った者が最低1名はいる，0;9～1;0歳児群と1;1～1;4歳児群，1;5～1;8歳児群を込みにして，後方向の指さし理解行動を行ったかどうかと，指さし行動を産出した

Table 3 0;9～1;8歳児の後方向の指さし理解行動と指さし行動の産出の個人内連関

	後方向の指さし理解課題に対する反応	
	指さし理解行動あり	指さし理解行動無し
指さし行動の産出あり	25	6
指さし行動の産出無し	2	8

かどうかで，個人内の連関を検討したところ，両者に有意な連関がみられた（$\chi^2=9.82, df=1, p<.005$）（Table 3 参照）。

2-4：考　察

　0;5~1;8歳児の，シャボン玉を対象とした後方向の指さし行動理解と，指さし行動の産出は，ともに，1;1~1;4歳児の時期からみられ，しかも両者の間には連関があることが明らかになった。

　指さし行動理解については，9ヵ月児が，実験者と被験者が並んだ状態での前方の指さし行動は理解できるが，交差型の指さし行動（実験者の腕と指が被験者の前を交差するため，実験者の指を見るだけでは指さした対象が視野に入らない。ここでいう，後方向の指さし行動と同じ機能を持っていると考えられる）は理解できず，交差型の指さし行動は14ヵ月児で初めて理解できることを示した，Murphy & Messer (1977) の研究とも一致する。0;9~1;0歳児群の大部分が，実験者の指を見る反応であったことを考えあわせると，指さしの指と指さされた対象が同一視野内になくても，その関係が理解できる能力，すなわち，意味するもの（指さしの指）から意味されるもの（指さされた対象）を呼び起こす，象徴能力につながる能力は，1;1~1;4歳ころに獲得されると考えられる。

　また，この後方向の指さし行動の理解が1;1~1;4で獲得されるという本研究の結果は，その成立を1;6以後としたButterworth & Jarret (1991) の結果と成立時期が異なる。彼らは，乳児と母親がアイコンタクトをとった後，母親がその周囲に設置されている刺激のうちの一つに視線を向けた際の追視反応を調べた。そしてその結果，(1)母親が見ている方向が乳児の視野内にある場合のみ，その方向（右か左）に視線を向けるがそこにある特定の刺激を見ることはできない時期（0;6以後），(2)母親の見ている方向が乳児の視野内にある場合，その特定の刺激を見ることができる時期（1;0以後），(3)母親の見ている方向が例えば後方向のような，乳児の視野外にある場合も，その特定の刺激を見ることができる時期（1;6以後）の三つのステージを見出したのである。彼らと本研究の結果の違いの要因としては，次の二つのことが推察される。一つは，本研究が指さしと視線という二つの手がかりを提示しているのに対し

Butterworth & Jarret（1991）は，視線のみで反応しなければならないということである。二つは，大人が指さす対象の子どもにとっての意味の違いである。麻生（1992）は，従来の指さし理解研究で，指さしに値するものは何かについての議論が全く看過されてきたこと，そして，指さしによって子どもと大人の間で世界が共有されるようになるのではなく，共有するに値する共通世界が生まれたがゆえに，それを指さしによって分かち合おうとすることを指摘している。Butterworth & Jarret（1991）の研究では，被験者はそこにどんな対象があるか知らない状態で，突然，後方向に母親が視線を向けるのに対する反応を調べるものとなっている。それに対し，本研究では，シャボン玉という対象に被験者が何らかの形で積極的な関心を示したところで，シャボン玉を指さしている。その意味では，この場合のシャボン玉は，共有するに値する共通世界としての資格を備えていると考えられるのである。

　次に，指さし行動の産出について検討する。これについては，小松（1979），山田・中西（1983）が，9カ月ころを指さし行動が初めて産出される月齢と報告している。しかしこれは，本研究の結果とは異なる。このことは，方法論の問題として，山田・中西（1983）は生活場面での日誌的観察を，小松（1979）が質問紙を用いたことと関連すると考えられる。本研究では，半統制的な観察場面であり，0；9〜1；0ころは，日常的な生活の中では，より指さし行動を産出しやすいことが予想される。これは，この時期の指さし行動が，文脈に多大な影響を受けていることを示していると考えられる。秦野（1983）が諸研究をまとめ，0；9〜1；0ころによくみられるとしている驚き・興味の指さしが，本研究ではほとんどみられないことが，それを如実にあらわしている。本研究でみられた指さし行動は，その大部分が，叙述の指さし行動にみられる，伝達意図が明確な指さし行動であると考えられる。

　しかも，後方向の指さし行動理解と，指さし行動の産出が個人内で連関しているという結果は，能記―所記の分化を含む，象徴能力につながる能力と，伝達意図を持った行動の獲得の連関を示している。

　さらに，本研究で興味深いのは，後方向の指さし理解課題で，1；1以降，共有確認行動を約半数の子どもが行ったということである。共有確認行動が，伝達意図を持った行為者として他者を理解し，その他者に，対象を共有したこ

とを伝え返し確認する行為であるととらえるならば，この結果は以下のことを示唆する。それは，1；1以降の後方向の指さし理解行動が，単に意味するものと意味されるものの分化につながる対象指示機能の理解を示すだけでなく，伝達意図をもつ行為者としての他者認識を伴うジョイント・アテンション行動として行われているということである。後方向を振り返って見たが，共有確認行動を行わなかった場合も，他者と注意を共有する行為であるという意味で，応答のジョイント・アテンション行動は成立していると考えられる。しかし，指さした方向を振り返っただけでは，注意共有の他者の意図をどの程度まで理解しているかは，不明確である。それに対し，ここでいう共有確認行動は，他者が注意共有の意図を有している存在であることを理解しているからこそ，指さしの指と指さされた対象が同一視野内に入らない後方向の指さし理解課題において，その他者の共有意図を確認しようとして，出現する行為と考えられるのである。それでは，自閉症の場合はこういった後方向の指さし理解行動と産出は，どういう発達経過をたどり，どういう機能連関を示すのだろうか。実験2で検討することとする。

第3節 実 験 2

3-1：目 的

自閉症児における，シャボン玉を対象とした場合の，後方向の指さし理解の発達を調べ，実験1の健常児の結果と比較検討する。

3-2：方 法

3-2-1：被験者

岐阜市内の精神薄弱児通園施設K学園に，1988年から1993年までの間に在園した障害児で，DSM-III-Rの自閉症の基準を満たす者23名である。CAは，3；5～6；6で平均5；0，新版K式発達検査の言語・社会領域の発達年齢は0；8～1；9で平均1；2，認知・適応領域の発達年齢は0；9～2；4で平均1；6であった。各個人のプロフィールを，Table 4に示す。

3-2-2：手続き

実験1と同じ。なお，ここでは，すべての被験者に新版K式発達検査を併せて施行した。

3-3：結　果
3-3-1：後方向の指さし理解

最初に，このシャボン玉課題に対する被験者の反応を示す。23名すべてが，シャボン玉を吹くと笑顔になり，シャボン玉を追視，シャボン玉をつぶそうとする，もう一回シャボン玉を吹くよう要求する，など，シャボン玉という素材に興味を示した行動を行った。また，机上での検査はほとんど行えず，検査室をウロウロすることの多い被験者も，実験者がシャボン玉を吹くと，即座にそちらを注視し，実験者のそばへ近寄ることが頻繁にみられた。その意味で，このシャボン玉という対象に，本研究の被験者はすべて興味を示したと考えられる。

各被験者の結果を，Table 4に示す。これも，実験1と同じ基準で分類した。共有伝達行動を行ったかどうかを含めて，ランダムに選んだ11名の被験者を，独立した2名の評定者で評定したところ，その一致率は90.9％であった。評価が不一致だったものについては，両者が協議の上，再評価した。対象指示機能についての，後方向の指さし理解行動を行った者は，15名（65.2％），実験者の指を見る者は4名（17.3％），無反応が4名（17.3％）であった。そして，被験者の各領域での発達年齢との関連を検討したところ，言語・社会領域では1；0未満か1；0以上と，後方向の指さし理解行動の有無に有意な連関がみられ（Table 5参照）（$\chi^2=23.00$, $df=1$, $p<.001$），認知・適応領域では1；2未満か1；2以上と，後方向の指さし理解行動の有無に有意な連関がみられた（Table 6参照）（$\chi^2=11.68$, $df=1$, $p<.001$）。

これは，自閉症児の場合，後方向の指さし行動理解が発達年齢と連関していることを示している。特に，発達のアンバランスを示しやすい自閉症児の中でも，特に弱い領域とされる言語能力を含む言語・社会領域で，発達年齢1；0以上の場合，後方向の指さし理解行動ができるということは，実験1の健常児が，1；1以上で後方向の指さし行動理解ができるようになる結果と対応する。

Table 4 自閉症児の後方向の指さし理解と指さし産出

被験者、性別	生活年齢	発達年齢* 言語・社会領域	発達年齢* 認知・適応領域	後方向の指さし理解課題の反応** 後方向振り返る(共有確認行動を行った者)	後方向の指さし理解課題の反応** 指のみを見る	後方向の指さし理解課題の反応** 無反応	指さしの産出***
N. C. ♂	4;7	0;8	1;0		＋		－
K. Y. ♂	5;3	0;8	1;0			＋	－
S. K. ♂	5;11	0;9	0;9		＋		－
A. S. ♂	6;1	0;9	0;11			＋	－
T. N. ♂	3;5	0;9	1;0			＋	－
O. Y. ♀	4;0	0;9	1;1		＋		－
S. F. ♂	4;2	0;10	0;11			＋	－
K. Y. ♂	4;6	0;11	1;4		＋		－
K. Y. ♂	3;7	1;0	0;11	＋			－
I. K. ♂	5;4	1;0	1;2	＋			－
T. T. ♂	5;5	1;0	1;4	＋			－
T. S. ♂	4;4	1;1	1;2	＋			－
I. A. ♂	4;11	1;3	2;0	＋			－
N. S. ♂	5;2	1;3	2;0	＋			興要
M. K. ♂	4;6	1;3	2;3	＋(＋)			叙応
S. K. ♂	6;2	1;4	1;9	＋			興要応言
K. S. ♂	4;4	1;5	1;2	＋			－
O. U. ♀	4;5	1;6	2;3	＋			叙
T. S. ♂	4;8	1;7	1;11	＋			応
M. Y. ♂	6;0	1;7	2;3	＋			応
I. T. ♀	4;2	1;8	1;2	＋			－
Y. S. ♂	6;8	1;9	1;9	＋			応言
I. K. ♂	6;2	1;9	2;4	＋			応

＊ ：新版K式発達検査による
＊＊ ：これは以下の反応をそれぞれ行った者のみを＋として表示した
＊＊＊：指さしの種類として、興(興味・驚き)・要(要求)・叙(叙述)・応(応答)・言(発声言語を伴う)を各々示す

Table 5 自閉症児の言語・社会領域の発達年齢と後方向の指さし理解行動の関連

新版K式発達検査の言語・社会領域の発達年齢	後方向の指さし理解課題の反応 指さし理解行動を行った者	後方向の指さし理解課題の反応 指さし理解行動を行わない者
1歳0カ月以上	15	0
1歳0カ月未満	0	8

Table 6 自閉症児の認知・適応領域の発達年齢と後方向の指さし理解行動の関連

新版K式発達検査の認知・適応領域の発達年齢	後方向の指さし理解課題の反応	
	指さし理解行動を行った者	指さし理解行動を行わない者
1歳2ヵ月以上	14	1
1歳2ヵ月未満	1	7

Table 7 健常児と自閉症児の後方向の指さし理解行動を行った者の中で，共有確認行動を行った者

	後方向の指さし理解課題を行った者	
	健常児（実験1）	自閉症児（実験2）
共有確認行動あり	17	1
共有確認行動なし	14	14

すなわち，自閉症児も健常児も，ある一定の発達能力を獲得することで，指さし行動の理解は可能となることを示しているのである。

しかし，実験1では，健常児の後方向の指さし理解行動を示した者の半数が，共有確認行動を行っていたのに対し，ここでは15名中1名しか，その行動はみられなかった。実験1で，健常児の後方向の指さし理解行動を示した者と，実験2で，自閉症児の後方向の指さし理解行動を示した者で，共有確認行動の有無を比較したところ，健常児の方が，有意に共有伝達行動を行う者が多いことが示された（$\chi^2 = 7.93$, $df = 1$, $p < .01$）（Table 7）。

3-3-2：指さし行動の産出

指さし行動の産出は，実験1と同じ基準で分類した。ランダムに選んだ11名の被験者に対し，独立した2名の評定者で評定を行ったところ，一致率は，興味・驚きの指さしが90.9％，要求の指さし・叙述の指さしがともに100.0％，応答の指さしが90.9％，言語による命名を伴う指さしが100.0％であった。評価が不一致だったものについては，両者が協議の上，再評価した。その結果，Table 4に示すように，指さしの機能による分類では，応答の指さしが最も多く8名中6名（75.0％），興味・驚きの指さしが2名（25.0％），要求の指さしが2名（25.0％），叙述の指さしが2名（25.0％）であった。実験1

の健常児の結果と比較すると，本実験の場合ほとんどが，実験者に問われてそれに答える文脈で指さしを用いる，応答の指さしがみられるだけで，自発的に指さしを使用することが少ない。また，自発的な指さしの使用の中でも，他者と注意を共有することを目的とした，叙述の指さしが少ないことが示された。

3-3-3：後方向の指さし行動理解と指さし行動の産出の個人内連関

後方向の指さし理解行動の有無と，指さし行動の産出の有無で，2×2の分割表を作り，連関を調べた。その結果，両者に有意な連関がみられた（χ^2＝4.40, df＝1, p＜.05）。これは，実験1での健常児の結果と同じであった（Table 8 参照）。

Table 8　自閉症児の後方向の指さし理解行動と指さし行動の産出の個人内連関

	後方向の指さし理解行動に対する反応	
	指さし理解行動あり	指さし理解行動なし
指さし行動の産出あり	8	0
指さし行動の産出なし	7	8

3-4：考　察

実験1の健常児の結果と比較対照することで，自閉症児の後方向の指さし行動理解と指さし行動の産出の発達の特徴を考察する。

一つは，発達年齢の0～2歳台の自閉症児において，以下の二つの条件を満たす場合に，後方向の指さし理解ができるということである。その一つは，指さしを行う文脈に対する考慮であり，二つには，自閉症児の言語・社会領域の発達年齢が1；0以上である場合，ということである。

前者については，先行研究との比較によって考察する。Mundy, Sigman, Ungerer & Sherman（1987）は，Cattell-Binetテストによる発達年齢が16～36カ月（平均25.06カ月）の自閉症児16名を被験者としている。そして，実験者との半構造的な観察場面で，実験者が部屋の壁に貼ってある，被験者の後方向に位置するポスターを指さした場合の反応を見ている。そして，反応を，レベル1（指さしをしている実験者の顔や指を見る），レベル2（50％以上の

確率で，90度，頭を回転させて後方向を振り返る），レベル3（3分の2以上の確率で，90度，頭を回転させ後方向を振り返り，正しく対象を見つける）に分類し，各々の得点を1～3点としている。その結果，平均が2.56であり，レベル3が半数以上であったが，レベル1・2も複数含まれていたことが示されている。本研究で用いたものと発達検査が異なるので，正確な比較はできないが，本研究の方がより発達年齢の低い自閉症児を扱いつつも，その言語・社会領域の発達年齢が1；0以上の場合，すべての被験者が，後方向の指さし理解行動を行い，Mundy et al.（1987）のいうレベル1の反応を行った者はいなかった。この結果の違いの一つの要因として，実験者が指さす対象の，被験者にとっての意味の違いが考えられる。これは，2-4の，健常児の結果を，Butterworth & Jarret（1991）と比較して考察した部分と同じである。すなわち，本研究では，シャボン玉という対象に被験者が何らかの形で積極的な関心を示したところでシャボン玉を指さすのに対し，Mundy et al.（1987）では，被験者がそこにどんな対象があるのか知らない状態で突然，後方向を指さすのであり，そこには，共有するに値する共通世界を形成する文脈が欠けているためと推察されるのである。後方向の指さし行動理解が発達年齢と連関していることを考えあわせた上で，仮説的にいえば，共有するに値する共通世界が存在する文脈での指さし行動理解が成立した後に，文脈独立の形でも，指さし行動理解が成立する発達レベルが存在すると考えられる。

　後者については，Mundy, Sigman & Kasari（1990）の研究で，就学前の年齢の場合，ジョイント・アテンション行動の弱さが，他の障害児，健常児と自閉症児とを弁別する指標であることが指摘されてきた。指さし理解は，ジョイント・アテンション行動に含まれる代表的な行動である。本研究では，発達年齢と後方向の指さし理解が連関することが明らかにされた。しかも，言語・社会領域の発達年齢が1；0以上になると，自閉症児であっても健常児と同様に，後方向の指さし行動理解ができることが示されたのである。これは，指さし行動の理解に限った場合，それは自閉症の障害特有の弱さを示す行動ではなく，一定の発達水準に達することで獲得されていくものであることを示唆していると考えられる。このことは，後方向の指さし行動理解に含まれる，対象指示機能の理解と，応答のジョイント・アテンション行動は，言語・社会領域の発達

年齢1;0以上になれば，自閉症児においても可能となることを示している。

二つには，後方向の指さし行動理解ができる自閉症児において，しかし，健常児と異なり，共有確認行動がみられないことの意味である。実験1では，共有確認行動の存在が，伝達意図を有する行為者としての他者認識を伴うジョイント・アテンション行動の存在を明示していると論じた。その意味からすると，自閉症児は，対象指示機能理解と応答のジョイント・アテンション行動の機能を示す後方向の指さし理解は，言語・社会領域の発達年齢1;0以降は可能となるが，しかし，伝達意図をもった行為者としての他者認識を伴うジョイント・アテンション行動は成立していない，と考えられる。実験1で示したように，健常児では，後方向の指さし理解における対象指示機能理解と，共有確認行動にみられる伝達意図を有する主体としての他者認識を伴うジョイント・アテンション行動は，1;1以降，同時に連関して出現した。自閉症児の場合，その両者の発達が乖離しており，しかも，伝達意図を有する存在としての他者認識を伴うジョイント・アテンション行動が成立しにくい点に，弱さが存在する可能性が示唆された。ただし，これが自閉症特有の弱さなのかどうかについては，他の障害との関係を今後検討していくことが必要である。さらに，指さしの産出が，後方向の指さし行動理解と連関していることは，指さし行動の産出自体も自閉症児の場合，伝達意図を有する行為者としての他者認識を伴うジョイント・アテンション行動の機能を果たしているとはいえないという可能性を示唆している。これは，産出された指さしの内容が，相手の問いかけに答える応答の指さしが大半であり，逆に，相手の意図や注意に働きかけ，それを変える（自分と同じ対象に注意を向けさせ，その対象に関する同じ感情や意図をもたせる）叙述の指さしがみられにくいという事実にも反映されている。

第4節 全般的考察

まず，本研究の結果を，自閉症児の指さし行動理解における，ジョイント・アテンション行動の障害の視点から考察する。

本研究で明らかになったことは，自閉症児の後方向の指さし理解行動において，その対象指示機能理解能力と，応答のジョイント・アテンション行動は，

一定の発達水準に達することで獲得されるが，伝達意図を有する行為者としての他者認識を伴うジョイント・アテンション行動としての機能には，障害をもつことを示したことである。これは，以下の三点を示唆する。一つは，指さし行動を，(1)能記—所記関係の発達的前身としての対象指示機能の側面と，(2)指さした対象への注意を相手と共有する目的で行うジョイント・アテンション行動の，二つの側面をもった行動ととらえ，その上で自閉症の指さし行動の障害が(2)の側面の障害をより強く反映しているとした，本研究の仮説を支持するということである。このことは，自閉症児が，ジョイント・アテンション行動の成立を支える上で重要な，他者認識の成立に障害をもっている可能性を示唆している。第2章ですでに述べたように，心の理論の発生を，指さしも含めたジョイント・アテンション行動に求める見方も出てきている（Mundy, Sigman & Kasari, 1993 ; Desrochers, Morissette & Richard, 1995）。この両者の連関については，さらに実証的な検討を必要とすることはいうまでもない。しかし，自閉症児にジョイント・アテンション行動の障害があり，それが伝達意図を有する行為者としての他者認識の成立に関わるという可能性は，ジョイント・アテンション行動と心の理論を結びつける一つの可能性を提示していると考えられる。

　二つはしかし，自閉症児は，ジョイント・アテンション行動すべてが障害されているわけではない，ということである。これは，ジョイント・アテンション行動の定義にもよる問題であろう。本研究の結果は，後方向を振り返って他者の注意の対象に自分の注意を合わせ共有する，応答のジョイント・アテンション行動自身は，言語・社会領域の発達年齢1；0以上であれば，自閉症児でも可能であることを示している。自閉症児が障害されているのは，伝達意図を有する行為者としての他者認識を伴うジョイント・アテンション行動なのである。Tomasello（1995 a, 1995 b）は，健常児のジョイント・アテンション行動が，生後12カ月を境に質的に変化しており，その最大の要因として，意図を有する行為者としての他者認識が成立することを挙げている。今後，自閉症のジョイント・アテンション行動の障害を考える場合，他者認識と関わった質を問題にすべきであろう。

　三つは，二つめの指摘と関わる今後の検討課題である。それは，共有確認行

動を行わないが，後方向の指さし理解行動を行う自閉症児は，どのような他者認識をもっているのか，あるいはもっていないのかということである。別府（1993）は，話し言葉をもたない就学前の自閉症児の事例研究において，不安な場面で求めるという愛着関係が大人との間で成立する時期と，後方向の指さし行動理解が成立する時期が，同時期であることを指摘し，両者の関係を示唆している。これは，不安な場面で求める愛着関係の成立が，行動や場面の背景に，他者の意図や感情が存在することの覚知（別府，1994）を伴っていると仮定すると，後方向の指さし行動理解も，何らかの他者のコミュニケーション意図を理解することを伴っている可能性を示唆することとなる。今後，日常的な自然場面での縦断的観察を通して，自閉症児が，他者の意図や情動をどのように「振る舞いとしての理解」[注3]（麻生，1980）していくのかを検討することが必要と考える。

注1）実際には後方向を振り返った者全員が，その後，実験者を振り返って見ていた。しかし，この実験者を振り返る行動が，対象を共有したことを指さしを行った実験者に伝え返すジョイント・アテンション行動であるとは，単純には解釈できないと考える。それは以下に示すように，この行動の別の解釈も可能であるからである。例えば，シャボン玉を何度も吹く行動系列の中での指さしであるので，後方向にあるシャボン玉が消えた後，また次に実験者がシャボン玉を吹いてくれるのを期待して振り返っているとも考えられる。また対面状態で一連の実験をしていることを考えると，単に後方向のシャボン玉がすべて消えたので正面を向き直ったということだけを示しているとも考えられる。後にふれる，共有確認行動と異なり，実験者を振り返る行動だけでは，ここで言う，対象を共有したことを伝え返す行動とは断定できない。

注2）本研究で χ^2 検定を行ったところでは，すべて直接確率法による検定も併せて行った。その結果，χ^2 検定で5％水準以上で有意差がみられたところではすべて，直接確率法による検定でも，5％水準で有意差がみられたので，χ^2 検定の値のみしるした。これは，以下も章でも同様である。

注3）麻生（1980）は他者理解を，「情動反応としての理解」「振る舞いとしての理解」「感情移入（"他者の立場に身を置くこと"）による理解」「概念的理解」の4つに分けて論じている。泣いている他者の感情理解を例に挙げ，「振る舞いとしての理解」を説明すると，以下のとおりである。泣いている他者に対し，その情動が伝染して自分も泣いてしまう「情動反応としての理解」とは異なり，「振る舞

いとしての理解」は1歳ころ，その他者を慰めるという行動としてあらわれる。しかしそれは，泣いている相手が大人であっても，自分の好きなぬいぐるみを差し出すことで慰めようとするといった意味で，他者の立場に身を置く「感情移入による理解」には達していないし，当然，言語による「概念的把握」でもないといえる。

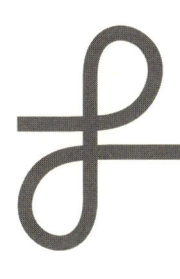

第5章
自閉症幼児におけるジョイント・アテンション行動としての指さし理解の発達と障害（その2）縦断的研究

第1節 問題

　第4章では，シャボン玉を素材とした，後方向の指さし理解課題を自閉症児と健常児に施行し，横断的検討を通して，自閉症児のジョイント・アテンション行動の障害を調べた。結果として，(1)自閉症児も健常児と同様，一定の発達年齢（新版K式発達検査での言語・社会領域で1；0以上）では，後方向の指さし理解が可能となること，(2)しかし健常児では同時期に，後方向の指さしに振り返った後，指さしや発声を伴いながら再び大人を見て対象への注意を共有したことを確認する，共有確認行動が半数近くの被験者に出現するのに対し，自閉症児ではそれがほとんどみられないという特徴が明らかにされた。特に，(2)で示された共有確認行動は，指さす他者（ここでいえば実験者）を，伝達意図をもつ行為主体（Tomasello, 1995 a, 1995 b）として認識しているからこそ，成立する行動と考えられる。指さし行動を，(ア)能記―所記関係の発達の前身としての対象指示機能の側面と，(イ)指さした対象への注意を相手と共有する目的で行うジョイント・アテンション行動の二つの側面をもった行動ととらえれば，自閉症児の指さし行動理解の障害が，(イ)の側面を強く反映していることが推察されたのである。

　しかしここには，二つの課題が残されていると考える。その一つは，上記の(1)の結果についてである。すなわち，自閉症児が，一定の発達年齢以上になると後方向の指さし理解が可能となるということは，横断研究の結果からのみでは可能性にすぎず，それは，縦断研究で明らかにすべきことがらである。第4章では，横断研究の結果，新版K式発達検査の言語・社会領域の発達年齢が

1;0以上か1;0未満であるかと,後方向の指さし理解行動の有無に連関がみられたことをその論拠とした。しかしこれは,自閉症児の個人差の問題として解釈することも可能である。そこでここでは,自閉症児における後方向の指さし行動を理解する能力が,個人内の発達的経過の中で可能となるのかどうかを,自閉症児の縦断的資料によって検討することを,第一の目的とする。

二つは,後方向の指さし理解行動は可能だが,共有確認行動は行わない自閉症児における,他者理解の問題である。Tomasello（1995 a, 1995 b）は,健常児のジョイント・アテンション行動の発達をえがく中で,次のような論を展開している。そこでは乳児期後半を,9ヵ月まで,9〜12ヵ月,12〜18ヵ月,18〜24ヵ月の4期に分けて論じている。9ヵ月までは,相手と乳児が同じ対象や方向を見るという現象はあるが,それは,興味深い対象に引きつけられて,あるいは同じ方向を見ると興味深い対象があることを学習した結果にすぎず,注意を共有していることにはならないレベルである。これは言い換えれば,他者と自分が,結果として同時に同じ方向（対象）を見る行動（simultaneous looking）を行うレベルである。それが,9〜12ヵ月になると,自分から指さしをして相手の注意を自分の注意の対象に方向づけるなど,他者と同じ対象を見ることそのものを求める行為が出現する。しかし,まだ相手を伝達意図を有する主体として認識している確たる証拠はみられない。それが12〜18ヵ月になると,指さした後,相手を振り返り,相手が自分の指さした対象をみているかどうかチェックする行動が出現する。それは,相手の注意の対象と状態を確認する行動であり,その背景に,伝達意図を有する行為者としての他者理解が成立しているとするのである。

後方向の指さし行動に対し,振り返って指さした方向を見ることはできるが,共有確認行動を行わないのはTomasello（1995 a, 1995 b）でいえば,伝達意図といった他者の心的世界の存在をまだ理解できないレベルであることを示している。しかしそれは,他者がある出来事に能動的に反応する行為者としての理解も伴っていないのであろうか。

これを考える際に,麻生（1992）のいう,「共同化された行為」と「共同化された対象」の考え方は,示唆を与える。共同化された対象とは,ある対象が自分にとって存在しているだけでなく,他者の注意がそれに向けられうるもの

として存在していることを認識する際に成立するもので，ここでいう，伝達意図を有する行為者としての他者理解を伴うジョイント・アテンション行動とほぼ同義と考えられる。麻生（1992）は，そういった共同化された対象を成立させる発達的前提として，外界の対象は共有できないが，行為なら共有できるレベルとして，共同化された行為という概念を提起している。それは，一例を挙げれば，電気カーペットのコンセントをさわりながら父親の顔を見て，叱られることを期待しているような行動である。すなわち，ある行為（ここでいえば，電気カーペットのコンセントにさわる）が単なる対物行為ではなく，その結果として他者の反応を引き出す（叱られる）ことを意識してなされており，その場合，その行為を共同化された行為と呼ぶのである。健常児が9～12ヵ月ころに示す指さしも，自分が指さすことで大人がそちらを振り返るという反応を引き出すことを意識しているという意味では，共同化された行為の一例とも考えられる。そして麻生（1992）は，それが成立するためには，大人という他者が，出来事に対して能動的に反応する行為者であることの理解が必要であるとしている。

　本研究では，以上の指摘をふまえ，他者理解として，伝達意図という心的世界を有するものとしての他者理解と，行為者としての他者理解という，二つのレベルを仮定する。そして，後方向の指さし行動を振り返って見ることはできるが共有確認行動は行わない自閉症児が，行為者としての他者理解を有しているのか，あるいはそれさえも有していないのかを，縦断研究によって検討することを，第二の目的とする。そのためにここでは，次に挙げる二つの課題を用い，その際の大人（実験者）の行為に対する反応から，行為者としての他者理解を検討する。具体的には，描画行為への反応課題と，ボールのやりとり課題においてである。

　ボールのやりとり課題は，誰か（人）に何か（モノ）を渡し，誰か（人）から何か（モノ）を受け取るという意味で，三項関係の形成が必要とされる課題であり（やまだ，1987），指さしと類似した機能が想定される。そしてその反応には，ボールを投げ・受け取るという，やりとりの形態と，その際にボールという物を取って投げることだけに関心があるのか，それともやりとりをする相手を行為者として理解しているかどうかによって，異なるレベルが存在する

ことも指摘されている。やまだ（1987）は，次の例を，やりとりの形態は成立しているが行為者としての他者理解を伴わないレベルとして記述している。「ゆうが座っているときに，母がゆうのひらいた両足の間にボールを転がしてやると，それをつかんで放る。母がボールをひろって再び転がしてやると，またつかんで放る。このように，母の方からボールのやりとりの形態をつくってやると，できる。しかし，ボールを媒介にして母とあそんでいるわけではない。視線はもっぱらボールに向けられている。ボールを母に向かって投げることも，母から来るボールを期待して母の顔を見て待つ様子もみられない」（やまだ，1987, pp. 164-165）（下線筆者）。すなわち，ボールのやりとりの際に大人を注視することの中に，ボールが来たり行くことと行為者としての大人（ここでいえば母）とを関係づけることが含まれると考えられるのである。

描画行為への反応課題は，子どもが自発的に描画している同じ紙に，大人が描画（円錯画）を行うことに対し，子どもがどう反応するかをみる課題である。白石（1984）は，子どもが自他の領域をどのように分化して認識しているかを検討するために，この課題を用いて14～21ヵ月の健常児の反応を調べている。その結果，大人が描いた円錯画に子どもは描き込まないレベル，円錯画に子どもも何かを描き込むレベル，円錯画とは別の場所に大人が描くものと同じものを描こうとするレベルが，発達的にはこの順序でみられることを指摘している。しかしこれは，本研究の文脈でいえば，紙の上に残った円錯画という視覚的刺激に対する反応と，それを描いた大人の描画行為に対する反応という，二つのレベルの反応を含む課題であるとも考えられる。そして，行為者としての他者理解を把握する場合，視覚的刺激に対しての描き込みの有無だけでなく，大人の描画行為そのものにどういう反応をするのかが重要となる。例えば，大人の描画行為そのものを注視する中に，円錯画という視覚的刺激とそれを描いた行為者としての大人を関係づける，行為者としての他者理解を必要とする反応がみられることが予想されるのである。

以上より，本研究では，自閉症児の後方向の指さし行動理解と，ボールのやりとり課題・大人の描画行為に対する反応課題を通して，行為者としての他者理解を，縦断的研究によって検討することとする。

第2節 方　法

2-1：被験者

　知的障害児の就学前通園施設K学園に1990年から1994年にかけて措置通園していた子どもで，DSM-Ⅲ-Rの自閉症の基準（社会的相互作用の質的障害，言語および非言語的コミュニケーションおよび想像的活動の質的障害，著しく制限された活動のレパートリーおよび興味）を満たしていたもの12名である。半年ごとに，以下に挙げる課題を施行したが，3名は途中卒園などの理由により，1回しか施行できていない。ここでは，縦断的検討を行うため，2回以上課題を施行できた，残りの9名（男8名・女1名）を対象とした（Table 9参照）。被験者は，CAが3；5～6；5，新版K式発達検査による発達年齢（Developmental Age：以下，DAと略す）が，認知・適応領域で0；10～1；9，言語・社会領域で0；7～1；8の範囲であった。課題の施行回数は，最低で2回のものが3名，3回が5名，4回が1名であった。

2-2：手続き

　以下の三つの課題を施行した。

(1)指さし理解課題：被験者とラポールを十分とった上で，玩具を使ってシャボン玉を数回吹いて見せる。これは，1回吹くと数個（たいていは10個以上）のシャボン玉が同時に出る玩具である。そのため，被験者の前後左右に同時に複数個のシャボン玉がとんでいる状況が作り出される。そして，被験者が，シャボン玉を追視する，シャボン玉に手を出してさわろうとする，実験者を見返って視線を合わせてもう一回吹くのを待つ，実験者を見返ってもう一回吹くよう要求する，のいずれかの行動を示したところで，それを被験者がシャボン玉に興味を示したと判断し，以下のように，後方向の指さし理解課題を施行する。実験者は，被験者と対面した位置に座り，シャボン玉を吹いて，本児の前後左右に吹きとばす。被験者が前方を中心にシャボン玉を数秒見た後，実験者は，被験者とのアイコンタクトを確認してから，「○○ちゃん，あれ！」と言い，被験者の後方向を凝視し，手を伸ばしながら指さす。なお，課題は各被験者に

3回ずつ施行した。

(2)ボールのやりとり課題：子どもの注意を喚起するため，中に小鈴が入っており転がると小鈴が鳴るボールを用いた。実験者は被験者の正面約1m離れたところに座り，被験者とアイコンタクトをとってから，「○○ちゃん，ボール，ぽーんしよう」と言い，ボールを転がす。それを取ったら，「できたね」と言いながら拍手をし，続けて「先生にボール，ぽーんして」と言いながら両手を差し出して受ける構えを見せる。それを，3回繰り返す。

(3)描画行為への反応課題：白石（1984）に準拠する。被験者と机をはさんで，実験者はその正面に座る。そしてB4上質紙を子どもの机上正面に提示しながら，「じーじ，描こうね」と言ってペンを提示する。そして子どもが自発的に描き始めたところで，「先生もぐるぐるするよ」と言いながら，紙の上部余白に3回転の円錯画を実験者が描き込み，それに対する反応をみる。

なお，実験の様子はすべてビデオ記録を行った。また，すべての被験者に，新版K式発達検査を併せて施行した。

第3節　結　果

3-1：後方向の指さし行動理解

まず，後方向の指さし行動理解について検討する。ここでは第4章と同じように，反応を，(1)指さした後方向を振り返って対象を見る（ここでは，この行動を指さし理解行動とする），(2)実験者の指を見る，(3)無反応の三つに分け，(1)の反応が3試行中1回でもみられた場合，指さし理解行動を行ったと評価した。この反応分類について，ランダムに選んだ被験者5名（1人が縦断的に複数回施行したので12試行）を対象に，独立した2人の評定者がビデオ記録を見ながら評定したところ，その一致率は100.0％であった。

その結果（Table 10参照），9名中1名は，第1回の試行から指さし理解行動がみられ（Y.S.），2名は2回試行して2回とも指さし理解行動がみられなかった（S.K., A.S.）が，残りの6名（T.T., K.Y., I.K., Y.K., O.Y., T.N.）は指さし理解行動がみられない時期から，指さし理解行動が成立する時期へ移行することが明らかとなった。ただし，指さされた後方向を振り返っ

Table 9 被験者の生活年齢（CA）と発達年齢（DA）

被験者	性別			CA と DA			
Y. S.	♂	C	A	5 ; 11	6 ; 5		
		D A	認知・適応 言語・社会	1 ; 9 1 ; 0	1 ; 9 1 ; 8		
T. T.	♂	C	A	5 ; 2	5 ; 7	6 ; 1	
		D A	認知・適応 言語・社会	1 ; 2 0 ; 11	1 ; 4 0 ; 11	1 ; 7 1 ; 0	
K. Y.	♂	C	A	4 ; 11	5 ; 3	5 ; 11	6 ; 5
		D A	認知・適応 言語・社会	1 ; 0 0 ; 8	1 ; 1 0 ; 11	1 ; 1 0 ; 11	1 ; 2 1 ; 0
I. K.	♂	C	A	4 ; 11	5 ; 4	6 ; 0	
		D A	認知・適応 言語・社会	1 ; 1 0 ; 11	1 ; 2 0 ; 11	1 ; 2 1 ; 0	
Y. K.	♂	C	A	4 ; 2	4 ; 6	5 ; 2	
		D A	認知・適応 言語・社会	0 ; 11 0 ; 11	1 ; 4 0 ; 11	1 ; 4 1 ; 0	
O. Y.	♀	C	A	4 ; 0	4 ; 6	4 ; 11	
		D A	認知・適応 言語・社会	1 ; 1 0 ; 9	1 ; 4 0 ; 11	1 ; 8 1 ; 0	
S. K.	♂	C	A	5 ; 4	6 ; 0		
		D A	認知・適応 言語・社会	0 ; 10 0 ; 7	0 ; 11 0 ; 10		
Y. N.	♂	C	A	3 ; 5	3 ; 11	4 ; 4	
		D A	認知・適応 言語・社会	1 ; 0 0 ; 10	1 ; 2 0 ; 11	1 ; 2 1 ; 0	
A. S.	♂	C	A	5 ; 7	6 ; 7		
		D A	認知・適応 言語・社会	0 ; 10 0 ; 9	0 ; 11 0 ; 10		

た後，それを指さしたり「アーアー」発声しながら実験者を振り返る，共有確認行動は，9名中どの被験者にもみられなかった。

また，この指さし理解行動未成立から成立へ移行した6名の被験者に特徴的だったのは，指さし理解行動成立の1回前の反応で，実験者の指を見る反応を6名すべてが行ったことである。この，実験者の指を見る行動は，単に指さし

Table 10　後方向の指さし理解課題に対する反応*

	3;6	4;0	4;6	5;0	CA 5;6	6;0	6;6
Y. S.					+	+	
T. T.				−	≒	+	
K. Y.			−	−	≒	+	
I. K.			−	≒	+		
Y. K.		−	≒	+			
O. Y.		−	≒	+			
S. K.					−	−	
T. N.	−	≒	+				*
A. S.					−	−	

* : 反応の分類は以下の通りである
　＋：指された後方向を振り返った者
　≒：指された実験者の指を見た者
　－：指さしに対して無反応

た指を見るだけでなく，以下のような一連の行動を含んでいた。

（例1）T. N.（男・CA 3;11）実験者が後方向を指さすと，最初，実験者の指を凝視し，続いて一瞬指さした方向に振り向きかけるが，すぐさま，また正面を振り返って，指さしている実験者の指を見て，しばらくしてから実験者の顔を凝視する。

（例2）K. Y.（男・CA 5;11）実験者が後方向を指さした1回目は，実験者の顔を凝視し，それでも指さしをやめないと，「ウワー」と大きな声を出して怒る。2回目，もう一度指さすと今度は実験者の指を見て，実験者の顔を見ることを数回繰り返す。

この6名は，縦断的研究の最初の試行では，すべて無反応であり，しかもそのうち2名（T. N., O. Y.）は，被験者が，実験者の指さす指をつかんで下におろさせることをしていた。これは，指さしという行動が持っている意味が理解できないがゆえの行動と考えられ，指さしに対して無反応であることの本質を示している。それに対し，（例1）（例2）にみられるような，実験者の指を見て実験者の顔を見返る反応は，実験者の指さしという身振りになんらかの意味があることに気付き始めていることを示していると考えられる。しかし，意

第3節 結 果

味の存在には気付きつつも内容が十分理解できないため，実験者の顔と指を交互に見ることになると推察される。このように考えると，この反応の後の時期に成立する指さした対象を見る反応は，指さしという行為を，指示対象を見る他者の反応を引き出すものと理解して成立すること，すなわち，共同化された行為（麻生，1992）としての把捉を伴っていることを示唆していると考えられるのである。

3-2：後方向の指さし行動理解と発達年齢との関連

　新版K式発達検査の言語・社会領域の発達年齢との関連を検討する。縦断的試行中に，後方向の指さし理解行動が成立した6名はすべて，指さし理解行動が未成立の際には，0；11以下であり，成立時には1；0以上になっていた（Table 11参照）。また，第1回目の試行時にすでに指さし理解行動が成立していたY. S.は，1；0，縦断的試行中では指さし理解行動が未成立だったS. K., A. S.は共に0；10であり，0；11以下であった。このことは，後方向の指さし理解行動が，言語・社会領域の発達年齢1；0以上で成立するという，連関の存在を示していると推察される。

　次に，新版K式発達検査の認知・適応領域の発達年齢との関連を検討する。縦断的試行中に，後方向の指さし理解行動が成立した6名のうち，指さし理解行動未成立の時と成立時の発達年齢が同一のものが3名（I. K., Y. K., T. N.）いた（Table 12参照）。指さし理解行動を示した被験者はすべて，1；2

Table 11　後方向の指さし理解行動を縦断的試行中に獲得した者における，言語・社会領域の発達年齢の変容

	指さし理解行動未成立時*	指さし理解行動成立時
T. T.	0；11	1；0
K. Y.	0；11	1；0
I. K.	0；11	1；0
Y. K.	0；11	1；0
O. Y.	0；11	1；0
T. N.	0；11	1；0

*：指さし理解行動が成立する直前の縦断的試行の時期

Table 12　後方向の指さし理解行動を縦断的試行中に獲得した者における，認知・適応領域の発達年齢の変容

	指さし理解行動未成立時*	指さし理解行動成立時
O. Y.	1；4	1；8
T. T.	1；4	1；7
Y. K.	1；4	1；4
I. K.	1；2	1；2
T. N.	1；2	1；2
K. Y.	1；1	1；2

*：指さし理解行動が成立する直前の縦断的試行の時期

以上であったが，指さし理解行動未成立の時期に1;2以上であったものも6名中5名あった。このように，後方向の指さし行動理解の成立と，新版K式発達検査の認知・適応領域の特定の発達年齢との間には，明確な連関はみられなかったといえる。

3-3：ボールのやりとり課題

　ボールのやりとり課題では，(ア)被験者がボールを投げる・受け取ることができるかどうか，(イ)被験者がボールをやりとりする相手である実験者にどのように反応するか，を視点に検討した。その結果，(イ)については，次に示す二種類の反応がみられた。

　(例3) O. Y.（女・CA 4；0）母親の膝に本児は座っている。実験者が正面からボールを転がすと，そのボールを注視し，手元に来れば取ることができる。自発的に投げ返すことはしないが，実験者が「ちょうだい」と繰り返し言うと，実験者とは違う横方向を向いたままボールを転がす。

　(例4) O. Y.（女・CA 4；11）本児にボールを渡した後，「○○ちゃん，ボール」と実験者が言うと，にこっとして実験者を見ながら，体ごと前に倒れるようにして，実験者に向けて手渡す。「○○ちゃん，ポーンするよ」と実験者が投げると，その際に実験者を見てからボールが来るのを待って受け取る。

　同一の被験者（O. Y.）であるが，いずれの場合も，ボールを投げる・受け取るという行為レベルでのやりとりは成立している。しかし（例4）のように，投げる前に受け取る相手を見る，受け取る前に投げる相手を見るといった行為を伴う反応と，（例3）のようにそれを伴わない反応がみられた。このボールをやりとりする際の他者への注視は，投げる・受け取るという行為を発動する主体としての他者理解を示す行動と考えられる。そこで，ボールのやりとり課題に対する反応を，(1)ボールのやりとりができ，投げる・受け取る前後に実験者を見る，(2)ボールのやりとりはできるが，投げる・受け取る前後に実験者を見ない，(3)ボールのやりとりができないの三つに分類し検討した。この反応分類について，ランダムに選んだ被験者5名12試行を対象に，独立した2人の評定者がビデオ記録を見ながら評定したところ，その一致率は，91.7％であった。評価が不一致だったものについては，両者が協議の上，再評価した。

第3節 結　果

Table 13　ボールのやりとり課題に対する反応*

	3;6	4;0	4;6	CA 5;0	5;6	6;0	6;6
Y. S.						+	+
T. T.				≒	≒	≒	
K. Y.				≒	≒	≒	+
I. K.				−	≒	+	
K. Y.		−	−	+			
O. Y.			−	≒	+		
S. K.						−	−
T. N.	−	≒	≒				
A. S.						−	−

＊：反応の分類は以下の通りである
＋：ボールのやりとりができ，投げる・受け取る前後で実験者を見る
≒：ボールのやりとりはできるが，投げる・受け取る前後で実験者を見ない
−：ボールのやりとりができない

　その結果を，Table 13 に示す。縦断的試行の1回目から，(1)の反応を示した者が1名（Y. S.），縦断的試行中には(1)の反応を1回も示さなかった者が4名（T. T., S. K., T. N., A. S.）いたが，残りの4名は(2)(3)の反応から(1)の反応へ移行した（K. Y., I. K., K. Y., O. Y.）。
　この，縦断的試行中に(1)の反応を示すように移行した4名は，(1)の反応に際して，以下のような特徴的な行動を示した。それは，それまで被験者が投げる際には，自分が座っている姿勢を変えないままボールを投げていたのが，(1)の反応が成立した際には（例4）にあるように，ボールを持ったまま実験者の方に身を乗り出して投げようとして，結局は手渡しかそれに近い形で投げてしまうという反応であった。これは，実験者を，ボールを受け取るという行為をする相手と理解するからこそ，単にボールを投げるのでなく，実験者にボールを渡そうとした結果と考えられる。すなわちこれも，行為者としての他者理解を伴ったがゆえに生じた行動の一つと推察されるのである。これは，ボールを投げる・受け取る前後に実験者を見ることに加え，(1)の反応の成立が行為者としての他者理解を伴っていることを示唆しているものと考えられる。

3-4：描画行為への反応課題

ここでは，(ｱ)実験者が描画した視覚的刺激（ここでいえば円錯画）に描き込みを行うかどうか，(ｲ)実験者の描画行為を注視するかどうか，を視点に分析した。

(ｱ)の視覚的刺激である円錯画への描き込みについて，白石（1984）は，14～21ヵ月の健常児において，描き込みをしないレベル，自分が描いているところからそのまま線を引っ張っていって描き込みをするレベル，視覚的刺激の外にそれと同じ円錯画を描こうとするレベルが存在し，この三つのレベルがこの順序で発達的に移行することを指摘している。また(ｲ)については，実験者の描画行為をそれが終わるまで注視する（例6）ものと，一瞬描画行為を見ることはあっても，描き終わるまでは注視し続けない（例5）ものがみられた。そこでここでは，実験者の描画行為をそれが終わるまで注視し続けたものを，描画行為を注視したと評価した。

（例5）I.K.（男・CA 4；11）本児が往復錯画を描いているところへ，実験者が同じ紙の上部余白に円錯画を描く。すると，それを見るや否や円錯画に描き込みを行い，結局，実験者が描いている最中に描き込んでしまう。

（例6）Y.K.（男・CA 6；5）往復錯画を描いているが，実験者が上部余白に円錯画を描き出すと，自分が描くのをやめて，実験者が描くのを描き終わるまでじっと見ている。そして，実験者が描いたものを見て，最初に自分が描いたものを見るが，結局その紙にはそれ以上描こうとしない。

以上より，描画行為に対する反応を，(1)実験者の描画行為を注視し，その後，円錯画に描き込む，(2)実験者の描画行為を注視するが，その後，円錯画に描き込まない（例6），(3)実験者の描画行為を注視せず，円錯画に描き込む（例5），(4)実験者の描画行為を注視せず，円錯画に描き込みもしない，(5)描画課題自身を拒否する，に分類した。この反応分類について，ランダムに選んだ被験者5名12試行を対象に，独立した2人の評定者がビデオを見ながら評定したところ，その一致率は91.7％であった。評価が不一致だったものについては，両者が協議の上，再評価した。

その結果を，Table 14に示す。この結果を，(1)と(2)に示される実験者の描画行為を注視する反応と，(3)と(4)の注視しない反応に分けて分析した。この(1)

Table 14　描画行為に対する反応課題への反応*

	C A						
	3;6	4;0	4;6	5;0	5;6	6;0	6;6
Y. S.						++	++
T. T.				−	≒	≒	
K. Y.			−	≒		+	+
I. K.				≒	≒	+	
Y. K.		−	≒		+		
O. Y.		≒	≒	+			
S. K.					−	−	
T. N.	−	≒	NR				
A. S.						−	−

＊：反応の分類は以下の通りである
　＋＋：実験者の描画行為を注視し，その後，円錯画に描き込む
　＋　：実験者の描画行為を注視するが，その後，円錯画に描き込まない
　≒　：実験者の描画行為を注視せず，円錯画に描き込む
　−　：実験者の描画行為を注視せず，円錯画に描き込まない
　NR　：描画課題自身，拒否する

(2)の反応は，単に視覚的刺激としての円錯画に反応するのとは異なり，実験者の行為を注視することで，その結果である視覚的刺激とそれを描いた他者を関係づけようとしていると考えられるからである。その意味でこれは，行為者としての他者理解を反映している反応と推察される。この分析の結果，1名（Y. S.）は縦断的試行の最初から描画行為を注視しており，その逆に，3名（T. T., S. K., A. S.）は縦断的試行中には描画行為を注視する反応を1回も示さなかった。そして，残りの5名中4名（K. Y., I. K., Y. K., O. Y.）は，縦断的試行中に，描画行為を注視しない反応から注視する反応へ移行することが明らかになったのである。

しかも，ここで特徴的なのは，その4名が行った，実験者の描画行為を注視する反応すべてが，(2)の実験者の描画行為を注視するが，その後円錯画に描き込まない反応であったことである。これは白石（1984）や田中・田中（1982）の，健常児のデータでは示されていない反応である。健常児の結果では，描画行為に描き込みをすることが，自他領域を分化し対象化し始めている証左と考えられている（例えば，白石，1984）。しかし，(3)の，描画行為を注視せず円

錯画に描き込む反応は，自閉症児に障害特有的にみられる視覚的刺激への過敏性と併せて考えると，自他領域の分化というよりも，視覚的刺激そのものに対する反応にすぎない可能性が考えられる。言い換えれば，自閉症の場合，描画行為を注視しない場合は，描き込みを行う場合も行わない場合も，行為者としての他者認識を伴った行為とはなっていないことが推察されるのである。一方この視点に立てば，(2)の反応は，描き込みはしていないが描画行為を注視しているという意味で，行為者としての他者理解を伴う反応と考えられる。以上より，本研究の縦断的試行の中で(2)の反応に移行した4名は，行為者としての他者理解を伴わない反応から，その他者理解を伴う反応へ個人内で移行することを示したといえる。

3-5：後方向の指さし理解課題と，ボールのやりとり課題，描画行為への反応課題の個人内連関

後方向の指さし課題理解が成立することが，ボールのやりとり課題や，描画行為への反応課題でみられる他者理解と，個人内でどのような連関がみられるのかを検討する。具体的には，縦断的試行中に指さし行動理解が未成立から成立へ移行した6名について，指さし行動理解の成立時と，その直前の未成立時における，他の2課題への反応を検討する（Table 15参照）。その際に，ボールのやりとり課題と描画行為への反応課題に対する反応に関して，行為者としての他者理解に焦点をあて，その他者理解を伴う反応とそうでない反応に二分した。具体的には，行為者としての他者理解を伴う反応は，ボールのやりとり課題では，ボールを投げる・受け取る前後で実験者を見る反応であり，描画行為への反応課題では，実験者の描画行為をそれが終わるまで注視する反応があてはまる。

その結果，ボールのやりとり課題については，指さし理解行動未成立時も成立時も，行為者としての他者理解を伴わない反応の者が2名（T.T., T.N.）あったが，残りの4名は，指さし理解行動未成立時には行為者としての他者理解を伴わない反応だが，指さし理解行動成立時には，その他者理解を伴う反応に変容していた。しかもこの4名の指さし理解行動成立時の反応は，実験者をボールを受け取る行為者として理解するがゆえに，その結果，実験者と自分の

Table 15 後方向の指さし理解行動を縦断的試行中に獲得した者における，指さし理解行動未成立時から成立時への，ボールのやりとり課題・描画行為への反応課題における他者理解の変容

	指さし理解行動未成立時の反応*	指さし理解行動成立時の反応	人数
ボールのやりとり課題	−**	＋	4(66.2)***
	−	−	2(33.3)
描画行為への反応課題	＋	＋	1(16.7)
	−	＋	3(50.0)
	−	−	2(33.3)

* ：指さし理解行動が成立する直前の試行時の反応
** ：ボールのやりとり課題，描画行為への反応課題に対する反応を，それに伴う他者理解によって，以下の二つに分類した
　　＋：行為者としての他者理解を伴う反応
　　−：行為者としての他者理解を伴わない反応
***：括弧内は％

間に距離をたもったまま投げることができず，実験者の方へ身を乗り出してボールを渡す反応を示していた。

描画行為への反応課題では，指さし理解行動が未成立時も成立時も，行為者としての他者理解を伴わない者が2名（T.T., T.N.）あったが，未成立時にその他者理解を伴わない反応を示し，成立時にその他者理解を伴う反応に変容した者が3名（I.K., Y.K., O.Y.），未成立時も成立時もその他者理解を伴う反応を行った者が1名（K.Y.）であった。しかも，この指さし理解行動未成立時から成立時にかけて，行為者としての他者理解を成立させた3名はすべて，描画行為を注視するが描き込みは行わない反応であった。また，指さし理解行動未成立時も成立時も，行為者としての他者理解を伴う反応を示した1名も，未成立時には，描き込みはしないがその後，自分が描いていた部分に往復錯画を描いたのに対し，成立時は，描画行為を注視した後は同じ紙には描かず，それを繰り返すと椅子を立って描画行為はそれ以上は行わなかった。つまり，描画行為を注視するが描き込まない点では同じだが，指さし理解行動成立時の方が，実験者の描画行為を注視した上での回避を強く示したのである。

また，この指さし理解行動成立時に，描画行為への反応課題で，行為者としての他者理解を伴う反応を示した4名はすべて，ボールのやりとり課題でも，行為者としての他者理解を伴う反応を示していた。描画行為の注視，ボールを

投げる・受け取る前後に実験者を見る反応を，行為者としての他者認識を反映したものと考えると，このように，後方向の指さし理解が成立することと行為者としての他者理解の間には，6名中4名において，個人内での連関がみられたのである。

第4節 考　察

4-1：後方向の指さし理解行動は発達の中で獲得されるのか

　本研究では，9名中6名が縦断的試行中に，指さし行動未成立から成立へ移行したこと，そしてそれが新版K式発達検査の言語・社会領域の発達年齢1；0以上と連関していることが明らかにされた。つまり，自閉症児においても，一定の発達年齢に達することで，後方向の指さし理解は可能となることが示されたといえる。その意味では，指さし理解に代表される，応答のジョイント・アテンション行動は，自閉症の場合，個人差の問題ではなく，発達年齢と連関した問題であることを示唆しているといえる。

4-2：後方向の指さし理解行動と他者理解

　本研究のもう一つの目的は，後方向の指さし理解はでき，その意味で応答のジョイント・アテンション行動は成立しているが，共有確認行動にみられる伝達意図を有する主体としての他者理解を伴うジョイント・アテンション行動が成立していない自閉症児の他者理解の問題である。その際に，伝達意図のような心的世界を有する他者理解だけでなく，行為者としての他者理解のレベルを想定して検討する必要性を指摘した。本研究では，それを調べるために，具体的には，ボールのやりとり課題での，ボールを投げる・受け取る前後に実験者を見る反応，描画行為への反応課題での，実験者の描画行為を注視する反応を，行為者としての他者理解を反映していると把捉した。

　本研究の結果，明らかになったことは，以下の三つである。一つは，自閉症幼児の場合，後方向の指さし理解行動は成立はするが，その時点で同時に共有確認行動がみられることはなく，その意味で，後方向の指さし行動の理解は，伝達意図を有する主体としての他者理解を伴って成立するのではないというこ

とである。二つは，しかし指さし理解が可能となる際に，ボールのやりとり課題・描画行為に対する反応課題で，行為者としての他者理解を伴う反応が成立したことである。このことは，自閉症児に指さし理解が可能となることが，行為者としての他者理解と連関して成立する可能性を示唆することとなった。三つは，しかし，上記の連関が示されたのは，6名中4名（66.7％）であり，そういった連関を示さない者も2名（33.3％）みられたことである。これは，個人差の存在の可能性も示唆しており，その視点からの検討の必要性を示している。

その意味で，今後の課題としては，まず被験者数を増やし，この結果の妥当性をさらに検討することが求められる。しかし，それに加えて，行為者としての他者理解を調べる方法論の問題も提起されよう。今回は二つの課題に対する反応の中でそれをみてきたが，麻生（1992）も述べているように，行為者としての他者理解には，さまざまなレベルが存在すると想定される。例えば，それは，行為の結果（例えば，持っているものを落として大きな音がする）を行為者（持っていて落とした他者）と関係づけること（その他者を振り返る）で示される場合もあれば，ある出来事が生じた際に（例えば，突然，他児が泣く），それに行為者として能動的に反応することを予期すること（例えば，近くにいる大人を振り返る）で示される場合もあるだろう。また，文脈や内容によっても，それは多岐にわたることが予想される。行為者としての他者理解は，その行為が行われる場面，そして文脈によって意味を変えるとすれば，さまざまな日常的な文脈・場面における日誌的観察による資料が必要となろう。麻生（1980）は，心的世界を有する存在としての他者理解の一つのレベルを，「振る舞いとしての他者理解」として論じている。それは，通常，心の理論などで指摘される概念的レベルでの心的世界の理解ではなく，自他を区別した上で他者の心的状態に振る舞いとして応答するレベルをさす。例えば，泣いている他者に対して，自分とは異なる心的状態を有していると理解するからこそ，その泣きに伝染して自分も泣くのではなく，自分の好きなぬいぐるみを持っていって慰めようとする行動などがそれに該当する。しかし，自分の好きなぬいぐるみで慰めることは，他者の心的状態を他者の視点から理解しているのではないこともまた示しているのである。こういった他者理解の把捉をする際には，実

験室的実験ではなく，多様な文脈と場面によって織りなされる日誌的観察が必要となる。行為者としての他者理解も，日誌的観察によって検討を行った場合，本研究と同じ連関が示されるのかどうか検討することが重要と考える。またそこでは，指さしの理解成立と行為者としての他者理解の連関がみられなかった2名についても，本当に連関がないのか，本研究で取り上げた縦断的試行の文脈では連関がみられないだけなのか，といった問題にも一つの示唆を与えてくれることが推察されるのである。

　以下の第6章・第7章では，日誌的観察を用いることで，自閉症幼児の他者理解と愛着との関連を検討することとする。

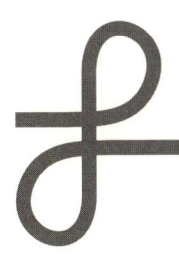

第6章
自閉症幼児における愛着行動と他者の心の理解：話し言葉をもたない就学前の事例検討を通して

第1節 問題

　自閉症児の発達に関して，愛着対象の成立（山上，1988）や，特定の相手との共感関係の成立（伊藤ら，1991）が，他機能の発達を促すことが指摘されている。山上（1988）は，就学前の事例を挙げながら，母親への後追い行動に代表される特定の人への愛着行動がPiagetのいう感覚運動的知能の質を変え，ひいては，それらが統合される中で，象徴機能の成立がもたらされることを示した。伊藤ら（1991）は，手遊びやゆさぶり遊びなどの情動交流遊びを行い，そこで情動共有を行いうる特定の相手としての母親が形成されると，子どものコミュニケーション行動の発達が認められるとしている。また，Sigman & Ungerer（1984）は，自閉症児においても，量自身は少ないが，見知らぬ人より養育者に接近維持行動をより多く行い，その意味で，養育者への愛着行動は成立していることを示している。しかも，その愛着行動の成立と，象徴遊びにみられる象徴機能の発達の間の連関も指摘している。

　自閉症はDSM-III-Rにおいて広汎性発達障害に位置づけられ，素因として脳の機能障害が強く推定される障害である。そして，その発達障害は，診断基準に含まれるように，言語を含めたコミュニケーション行動と，相互的な社会行動のそれぞれの領域での，質的障害に顕著にあらわれるとされる。実践においては，その相互的な社会的行動の質的障害を改善する視点から，大人への愛着行動を形成することの重要性が，しばしば指摘されてきた（例えば，荒木，1985）。しかし，Bowlby（1982）が指摘するように，愛着行動にもいくつかのレベルが存在することが知られている。それに対し，これらの研究では，そ

ういったレベルを十分に考慮に入れた検討を行っていないように思われる。

　Bowlby（1982）は，愛着行動を特定の相手へ接近維持する行動であるとし，その特定の相手によって誘発されその相手に向けられる行動として，生後5，6週にみられる発声の弁別から，生後8カ月ころにみられる安全な場所としての母親への逃避まで，12以上の行動を挙げている。

　本研究の目的の一つは，愛着行動の有無だけを問うのでなく，自閉症幼児が，愛着対象とどのような関係を形成するのか，その質を明らかにすることにある。特に，愛着行動の形成が，象徴機能やコミュニケーション機能の発達と連関するならば，その愛着行動の質自身を曖昧にしたままでは，連関とそれを引き起こす教育的指導の課題を明示できないと考えられるからである。

　愛着対象を考える場合，従来の研究では，母親に代表される特定の一人の養育者を想定するものがほとんどであった。しかし，Shaffer & Emerson（1964）は，健常児の場合，最初に愛着行動を示した時点で，複数の対象（例えば，母親と父親）に愛着行動を示した者が29％存在し，生後18カ月にはそれが87％に増加したとしている。これは，二つの問題を示している。一つは，最初に愛着対象を形成する際に，それが一人か複数か，という問題である。二つは，愛着対象との関係の質を変化させていく場合に，それが単独の相手との関係だけで行われるのか，複数の相手との関係で行われるのか，ということである。そこで，本研究では，家庭以外の集団療育の場を持ち，母親以外の大人に接する機会をもった事例を扱うことにより，愛着対象を単一の大人に限定せず，どのような他者とどのような質の愛着関係を取り結ぶのかを検討する。

　ここまで，愛着対象の形成を，自閉症児が相手と取り結ぶ関係として論じてきた。しかし，山上（1988），Sigman & Ungerer（1984），伊藤ら（1991）によれば，愛着対象の形成は，自閉症児自身の象徴機能やコミュニケーション機能の発達と連関することが指摘されている。その意味では，愛着対象の形成を，関係の視点で終始させるのでなく，自閉症児自身がどのような能力を持つことがその関係を成立させるのかを明らかにすることが重要となる。その際，ここでは検討する能力として他者理解を取り上げる。それは，次のような理由からである。

　近年，自閉症の「心の理論」欠損仮説（例えば，Frith, 1989）がさかんに論

じられている（この詳細は，内藤，1997を参照）。そこでは「誤った信念課題」に代表される各種の課題に対し，MAを同じくした自閉症児が，健常児や知的障害児と比較して，障害特有的に通過できないこと（Baron-Cohen et al., 1985）を一つの論拠としている。しかし，こういった課題は，他者の心的表象を，他者とは別個に存在する自分がどのように理解するのかという，閉じた個体内の認知プロセスの問題として，人の心の理解を扱うものとなっている。そこでは，自分と同じように感情や意図をもち，しかし自分とは違う感情や意図をもつことができる存在としての他者理解，すなわち自他の同型性と個別性の理解がどのようにして成立するのかという問題を，巧みに回避しているとの指摘がある（例えば，木下，1995）。この，自他の同型性と個別性の理解は，第3章でも述べたように，他者の心の存在を理解するレベルと密接に関連したものである。子安・木下（1997）は，心の内容を理解する前提として，この心の存在の理解がどのようにしてなされるのかを検討する必要性を論じた。この視点は，「心の理論」の欠損をその一次的障害と仮定される自閉症を考える場合，さらに重要となる。自閉症児の他者の心の理解は，「心の理論」欠損を前提にとらえるのではなく，心の存在の理解がどのようになされるのかをボトムアップ的に検討する中で明らかにしていくことが求められているのである。そしてその際には，具体的な他者との関係性，あるいはコミュニケーションの中での他者理解のあり様を検討することが必要となる。そして，そこで，子どもにとっての具体的な他者としては，情愛的絆を結ぶ愛着対象が大きな意味をもつことは否定できないと考えるのである。一方，自閉症児が特定の他者に愛着行動を行う場合，それは少なくとも他者をモノとは違う存在としてとらえており，しかも他の人からその特定の他者を区別して理解していることは確かである。第2章で述べたように，愛着対象を何のために求めるのかを検討することで，愛着対象をどのような存在として理解しているかをさぐることは，自閉症の愛着の質を明らかにする上でも重要な課題なのである。

　本研究は，以上の目的を，ある就学前通園施設に通う一事例の縦断的記録を取り上げ，母親と先生の日誌・VTR記録を分析することで検討する。これは，本研究が，二つの点を研究の方向性としてもつためである。一つは，仮説の検証というより，複雑な要因が一つのシステムとして機能している子どもの心的

現実のよりよい記述を目指していること，二つは，それを通して個性記述で終わるのでなく，多様な要因がシステムとして機能している現実についての一つのモデル構成を目指していることである。山田（1986）は，上記のような主旨で，モデル構成的現場心理学という領域と方法を一試論として提起した。データとしての日誌と観察記録は，記述に主観的要因を含みやすく，その正確さに関する不十分性をもつものであるが，一方で，現象の出現時期や出現順序に関しては，生活の多様な場面を観察することで，より正確にとらえやすく，その結果，多様な機能の時系列的関連を描きやすいと考える。しかも，自閉症児の愛着や他者理解の場合，行動の有無ではなく，その質を問うためには，行動が生じた文脈などが重要となる。その意味でも，実験室的実験ではなく，できうるかぎり多様な時間と場面による生態学的な観察がより有意味なデータを提供するものと考えられる。そういった意味で，一事例の日誌とVTR記録による観察記録を用いた縦断的研究によって検討した。

第2節　方　法

2-1：被験者

本児は198×年×月×日生まれの男子（B児）である。母28歳，父34歳の時に第二子（次男）として出生。周生期異常はない。定頸3カ月，始歩1歳3カ月であり，乳児期の運動面の遅れもない。しかし，発語や言語理解の遅れを主訴にして，2歳5カ月時に，就学前通園施設であるK学園に入園。2歳5カ月時点で，DSM-Ⅲ-Rの自閉症の基準（社会性相互作用の質的障害，言語および非言語的コミュニケーションおよび想像的活動の質的障害，著しく制限された活動のレパートリーおよび興味）を満たす特徴を示していた。また，既往歴として，6カ月時に熱性けいれんがあり，2歳1カ月時に，脳波検査を受けたがそこでは異常なしと診断された。また，6カ月時に，喘息性気管支炎と診断されるが，1歳ころには治癒している。本研究でこの事例を取り上げた理由は，以下の通りである。一つは，2歳5カ月時点で，他者に接近維持を求める行動が，質量ともに少なく，その意味で愛着対象の形成自身に弱さをもっていたことである。その意味で，接近維持行動にあらわれる愛着対象がどのように

形成されるかを調べるためには，妥当な事例であると考える。B児は，他者と視線を合わすことがきわめて少なく，他者が関わろうとすることを避ける傾向が強かった。しかも，他者がさらに強く関わろうとするとパニックになる場合が多くみられた。そして，そういった場合に人に慰めを求めることはなく，2歳後半からはもっぱら，孔に物を落とす固執行動に入り込むことがみられた。二つは，B児が，就学前通園施設に通うことにより，母親だけでなく日常的に関わりをもつ大人が，複数存在していたことである。本研究が，複数の大人との関わりがある場合の愛着形成を調べることを目的としているため，この点は重要となる。なお，本児の全体的な発達の様相を示すため，本研究で扱った2；5から6；11における，新版K式発達検査の結果を以下に示す。2；5時点では，発達年齢が全領域で0；9（姿勢・運動領域が1；6，認知・適応領域が0；7，言語・社会領域が0；6），6；11では発達年齢が全領域で1；4（姿勢・運動領域が3；0，認知・適応領域が1；4，言語・社会領域が1；0）であった。また，話し言葉や指さしの産出は，本研究で扱った6；11までは全くみられていない。

2-2：分析資料

　ここで扱うのは，K学園通園時におけるB児の2；5から6；11までの，以下の三種類の資料である。(a)先生のB児に対する記録（以下，T日誌と略す），(b)お母さんのK学園への連絡帳に書かれた記録（以下，M日誌と略す），(c)療育場面のVTR記録（以下，VTR記録と略す：これのみ，4；0から6；11までの記録である）。このうち，(c)は筆者が記録を行った。そして(a)(b)(c)に関して，次の分析指標に適合する場面を取り上げ，カード化した。その結果，分析資料としては，(a)が188場面，(b)が137場面，(c)が235場面で，計560場面のカードを用いた（カードの例を，例1に示す）。
（例1）　T先生にブランコを大きく押してもらい大声をあげて笑う。そしてしばらくして，今度は自分の正面にいたH先生の手を引っ張って，ブランコのところまで連れていき「ウーウー」言ってはH先生の顔を覗き込んで押すように要求する（VTR記録，6歳10カ月3日）。

2-3：分析指標

以下の四点を指標とした。

(a)愛着の対象と愛着関係の質：問題で述べたように，本研究の目的は，子どもをとりまく複数の大人の中で，愛着対象の形成がどのようになされるかを調べるところにある。ここでは家庭とK学園の二つの環境での資料をもとに分析する。そして，愛着対象とどのような関係を持つのか，その質も分析の対象とする。具体的には，大人に対して接近維持をはかる行動（自分から接近維持をはかる行動と，大人に対して自分の方へ接近維持の行動を起こすよう求める行動の両者を含む）を取り上げる。

(b)愛着対象の振る舞いとしての理解：ここでは，愛着対象をどのように理解しているかを，「振る舞いとしての他者理解」（麻生，1980）の概念を用いて検討する。これは，他者の心的状態を概念的にはまだ理解できないが，それに対して振る舞いのレベルで対応することが健常児でいえば1〜2歳ころにあり，それは自分とは違う他者の心的状態の存在の理解の証左であるとする考えである。そこで，ここでは，B児自らの他者への情動表出（特に，喜び・不安・不快）を伴う社会的行動場面と，他者の情動表出を伴う社会的行動に対するB児の反応場面を取り上げ，これについて検討する。

(c)自我の発生：自分にとっての心理的拠点（金田・柴田・諏訪，1990）となる愛着対象を外界の中で意味づけることは，他者概念の成立と関連する。一般に健常児の発達においては，他者概念の成立と自己概念の成立，自他分化は密接な連関があると考えられている（園原，1980）。そこで，ここでは，呼名への反応（「Bちゃん」と名前を呼ばれた時の反応）にみられる客体的自己の側面と，要求の質と表現にみられる主体的自我の側面を取り上げる。

(d)常同行動・同一性保持の質と展開：常同行動と同一性保持は，自閉症の社会的障害の一つとして指摘されるものである。社会的行動としての愛着が形成される際に，社会的障害も関連して変容するのかどうかを検討するために，この行動も併せて取り上げた。

第3節　結果と考察

3-1：愛着対象の形成

　B児の愛着対象の形成に関して，誰に対して接近維持を求める行動を行うのか（愛着の対象），そして接近維持行動を行うことでどのような質の関係を求めるか（愛着関係の質）を基準に分析した。さらに愛着関係の質を，愛着対象に求める内容（行動を求めるのか，心的なものを求めるのか）と，何のために愛着関係を求めるのか（愛着関係を求める結果，子どもが得られるもの）に分けて分析した結果，以下の4期が抽出された（Table 16参照）。

　第1期（2；5～2；7）：この時期は，自らに快の情動を引き起こすための具体的行動を，愛着対象に求める（例えば，手足ブランコをやってもらい笑顔になる）時期である。このように具体的行動を求めて愛着対象に接近推持行動を行なう愛着関係のあり方を，ここでは密着的接近と呼んでおく。それがこの時期には，K学園の単独通園と母子分離が始まる中で，母親にのみ密着的接近を行い，他の人物はすべて拒否する形であらわれた。例えば，「学園では喉が枯れるほど一日中泣いて（2歳5カ月7日，T日誌）」おり，家庭では「父・祖父母もよせつけなくなり，母親しか駄目になる（2歳6カ月7日，M日誌）」といった具合である。

　第2期（2；8～5；2）：この時期は，愛着関係の質は第1期と同じであるが，その密着的接近を行う対象が母親以外（通園施設保母を含めた）に拡大した時期である。母親には，「遅れて母が登園すると，飛び上がって喜ぶ（2歳10カ月1日，T日誌）」など，分離不安だけでなく再会の喜びを感じ表現するようになった。母親以外の人物には，密着的接近を行う相手によって，求める行動が異なり，それぞれ別個の「○○をしてくれる人」という形で愛着の対象を拡大していった。最初は「I先生の膝にもたれかかって甘える（3歳2カ月23日，T日誌）」ように，母親に求めるのと同じ行動を求めていき，そのうちに別のH先生には「膝の上でくすぐりを楽しめるようになってから，今まで視線を回避してきたH先生にくすぐりを求めて接近することが出てきた（3歳10カ月4日，T日誌）」という，別の行動を求めて接近維持をはかるようになっ

Table 16 B児における愛着関係の質と対象，および他者の振る舞いとしての理解の発達的変化

時期	愛着関係の質		愛着の対象	他者の振る舞いとしての理解
	愛着対象に求める内容	何のために愛着関係を求めるのか		
第1期 2;5～2;7	具体的行動を求める（密着的接近）	自らに快の情動を引き起こすため	母親のみに愛着 他は全面的に拒否	行動や場面と相対的に独立した形での他者理解が未成立（行動・場面と快一不快の随伴性の理解と，他者理解が介在しないことによるその変動）
第2期 2;8～5;2	↓	↓	密着的接近対象の拡大	
第3期 5;3～6;3	↓	自らの不安・不快を快に転換するため	母子分離不安の際に保母を愛着対象として求める	行為主体との他者理解 他者の行為の自分にとっての意味の発見
第4期 6;4～6;11	心的支えを求める（不安・不快に立ち向かう安全基地としての役割）	↓	第一次接近要求の対象が複数化	相対的に独立した情動・意図などの心的世界を有する主体としての他者理解

ていった。

　また，複数の大人がいる場合，接近要求の強さによって，順位をつけた対応がみられた。具体的には，「母が不在の時だけ，父兄と3人だけで落ち着いてお風呂に入れる（4歳6カ月1日，M日誌）」というように，母親に最も強い接近要求を示し，その他の身近な人（先生父兄）には二次的な接近要求を示すという，区別した対応を行っていた。

　第3期（5;3～6;3）：この時期は，具体的行動を愛着対象に求める点では同じだが，それを第1期・第2期のように，自らに快の情動を引き起こすために求めるのではなく，自らの不安・不快を軽減あるいは快の情動に転換するために求める場面が出現したことを特徴とする。具体的には，学園内での母子分

離に際して，第2期までなら，その分離不安が固執行動（B児の場合は，溝への石落とし）を引き起こしていたのが，この時期には，「園内での母親対象の学習会があり，昼から母子分離をすると，泣いて怒り出す。しかしそこで，B児は園内に飛び出し，自分の好きなブランコに乗って不機嫌な表情ながらT先生の手を引っ張って押して欲しいと要求し，押してもらう。すると，最初はときどき母親を思い出すのか，"ウーウー"不機嫌な声を出していたが，その内に笑顔がたくさん出るようになった（6歳1ヵ月25日，VTR記録）」のである。

第4期（6；4〜6；11）：この時期は，愛着対象に求める内容が，質的に変化したことを最も大きな特徴とする。すなわち，第1期から第3期までのように具体的行動を求めるのでなく，心的な支えを求めるようになったのである。それは具体的には，次のような行動にあらわれている。偏食の強いB児にとって，大嫌いな給食の場面は，不安や不快を惹起しやすい場面である。しかしそこで，「T先生が食べさせようとすると，"ウーウー"と不機嫌な声を出して怒る。しかし，T先生が抱きしめて目の前で好きなソースをかけて差し出すと，食べられる。"すごいねえ"と言って誉めると，T先生の髪の毛を引っ張って自分の額にぶつけたり，B児の方から先生を抱きしめたりする。そしてまた，先生の差し出したものを口に入れることを繰り返す（6歳4ヵ月25日，VTR記録）」といった行動を示すようになったのである。これは，第3期の，母子分離場面でのブランコのように，不安・不快な場面で，自らに快の情動を引き起こす具体的な行動を愛着対象に求めることとは異なる。そうではなく，ただ，「T先生の髪の毛を引っ張って自分の額にぶつけたり」，「抱きしめる」だけで，不安な外界に立ち向かう安全基地としての役割を愛着対象が果たしうる関係が成立したのである。これは，具体的な行動ではなく，普遍的な安心感（feeling of security）としての心的支えを，愛着対象に求めているあらわれと考えられる。こういった，表象レベルでの内的作業モデルを伴う愛着関係が成立するからこそ，母親以外の人（例えば，学園の先生）でも求めればなんらかの形で応答してくれることを予期できるようになる。その結果，それまでなら母子分離は多少なりとも不安を喚起しやすかったのが，「学園で午後に母子分離を行う時，T先生がいると，B児から母親にバイバイと手を振って園庭に遊びに

出ていく（6歳3カ月13日，T日誌）」ことができるようになったと考えられる。これは，先生を，学園という場所，そして朝起きてバスで学園に着いてから出会うという時間の流れ，という時空間の文脈内で意味づけるのでなく，文脈から独立して，自分にとっての愛着対象ととらえうるようになったことと時期を同じくする。このころ，「T先生が，忘れ物があったのでB児の家に，突然訪問すると，意外な場所・時間に，意外な人と会ったことが分かるのか，もうものすごい今までどこでも見たことがないような喜びようでした（6歳7カ月10日，M日誌）」といったことが頻回に出現した。

　この結果は，自閉症児の愛着対象の形成の発達について，以下のことを示している。一つは，自閉症児の愛着関係の質において，具体的な行動を愛着対象に求めるレベル（第1期・第2期・第3期）と，心的な支えを求めるレベル（第4期）の，二つの異なる質が抽出されたことである。伊藤（1995）は，自閉症児は愛着対象に「道具的安全基地」としての役割を求めると指摘したが，これは本研究の結果からいえば，具体的な行動を求めるレベルに該当すると考えられる。つまり，自閉症児の愛着は，「道具的安全基地」に限定されるのではなく，それは発達の中のある時期の特徴にすぎないこと，そして，自閉症児の愛着の質はBowlby（1982）のいう心理的安全基地としての役割を果たせる，心的支えを求めるレベルまで発達が可能であることを明らかにしたのである。

　二つは，その二つの愛着関係の質が移行する際に，どのようなプロセスでそれがなされるのか，という問題である。その移行に際しては，第3期の，「具体的行動を求めつつ，それで自分を不快から快の情動に転換させる」時期の存在が注目される。それまで，あくまで自らを快の情動にする行動や場面が前景にあり，それに随伴して愛着対象の存在が確定されていたのが，ここでは自らの情動を，不快から快に変容させる行為者として，他者が前景に浮かび上がる契機となっていることが予想される〔Stern（1985）はこういう他者を，自己を制御する他者（self regulating other）と指摘する〕。他者を行為者として認識できることは，自らに快の情動を引き起こす活動を愛着対象と行っている場合（例えば，手足ブランコをやってもらう場合）に，自らが快の情動を経験するだけでなく，その愛着対象との間での快の情動を共有経験することを可能にすると考えられる。この，快の情動共有経験を，多くの人と多くの場面でもつ

ことが，愛着対象を行動や場面に結び付けるだけでなく，情動や意図といった心的世界を有する存在と認識する契機となっていることが，推察されるのである。

3-2：愛着対象の振る舞いとしての理解と，自我の発生，常同行動・同一性保持

ここでは，自閉症児の愛着対象形成の四つの時期（第1～4期）に対応させて，振る舞いとしての他者理解，自我の発生，常同行動・同一性保持の質と展開，の各々の特徴を検討した。

第1・2期：この時期は，愛着対象形成でふれたように，自らに快の情動を引き起こす場面を作り出す人として，愛着対象を把捉していると考えられる。しかし，その愛着対象はあくまで，行動や場面と随伴した形でしかとらえられておらず，行動や場面と相対的に独立した行為者として他者をとらえるには到っていない。それは，この時期に，快一不快の情動と特定の行動場面の随伴性の理解が成立しつつも，その随伴性が僅かなきっかけで変動することの多さにあらわれていた。随伴性の変動は，例えば，「それまで平気だった飛行機の大きな音や，特定のコマーシャル（F1レースの）に突然大泣きする（3歳8カ月10日，M日誌）」ようになったり，逆に，「大嫌いだったプールが，B児の固執の対象である円いものとして泡を水中で発生させたところ，突然大好きな場所になった（3歳7カ月5日，T日誌）」りする行動に示されていた。これは，快一不快と行動場面の随伴性を，その行動や場面をもたらす他者を介在せず理解しているために，その随伴性が僅かな刺激によって変動してしまう結果と考えられるのである。

一方，この快一不快と特定の行動場面の随伴性の理解が成立することは，次の特徴的行動を引き起こした。一つは，固執行動である。固執行動自身は，第1期にすでに，「王冠で遊ぶのが好きで，排水溝へすっぽり入れてしまいました（2歳7カ月9日，M日誌）」という，孔に物を落とす行動として出現している。しかしそれが第2期には，眼前での母子分離などの不安によるパニックが，孔落としの固執行動を行うことによっておさまるという形でみられるようになった。すなわち，固執行動を行うことと不快の情動の減少の随伴性を理解

できるがゆえに，そういった場面で固執行動を行うようになったと考えられるのである。二つは，パターン化した順番への固執（例えば，「風呂と食事の順番を変えるとひっくり返って怒る（4歳1カ月6日，M日誌）」）と，集団の渦や他児からの関わりで不機嫌になること（「交流保育で，人数の多さと騒然さで不機嫌になり，最後の方でビデオをかけてようやく落ち着く（4歳2カ月13日，T日誌）」）の出現である。この順番の固執も，快一不快の情動と随伴して生じると理解される場面が単一でなく，パターンとして形成されるようになったことを意味していると考えられる。また，多くの行動場面と情動の随伴性の理解は，一方で，随伴性を理解できない場面，すなわち，どんな情動を引き起こすか理解できない場面に対する不安を生じさせる。その一つが，集団の渦であり，他児からの関わりであることが推察される。三つは，上記の理解の獲得の結果，快の情動を引き起こす場面の再現要求を，大人に対して行うことがみられるようになったことが挙げられる。しかしまだ，自己認識については，その萌芽もみられていない。

　第3期：この時期は，行為者として他者の存在を理解することの成立を特徴とする。それは，以下の行動から推察される。

　一つは，第2期までが，他者を介在しない形での場面の再現要求（例えば，手足ブランコをもう一度やってほしい）であったため，要求が受け入れられないとすぐ要求行動を止めていたのが，この時期は，要求を実現する行為者として他者を理解できるため，その他者と駆け引きをして自分の要求を通そうとするようになったことである。例えば，「園庭のブランコで遊んでいたが，部屋に入る時間になる。"Bちゃんもお部屋"と言われて，少し部屋に向かいだすが，すぐ仰向けに寝ころんで，"ウーウー"怒り出す。しかし，怒りながらも母親の顔をちらちら見ている。母が近づくと，にたにたして手を引っ張られて部屋へ行きかけるが，入り口付近で突然Uターンしてブランコへ行く。お母さんが暫くしてまた連れに行くと，今度は泣き真似をして地面に顔を埋める（6歳0カ月20日，VTR記録）」といった行動である。二つは，葛藤場面の出現である。例えば，「プールに突進して最初は，一人でおおはしゃぎして遊ぶ。暫くして，クラスの皆が入ってくると，皆を注視しながらも自分はプールから出る。そして，プールサイドから，他児と先生がはしゃぐのをずーっと凝視し

ながら、プールサイドを走り回って人の少ないところで、少しだけ手を突っ込んでまた人が寄ってくると逃げ、しかしまた暫くするとプールサイドから手をプールの中に突っ込む、ということを繰り返している（6歳3カ月12日，VTR記録）」というものである。第2期までは，B児の世界は，快か不快に二分されており，不快なら固執行動を引き起こす（B児の場合，溝の孔への石落とし）ことが多かった。また，プールは，円い泡というB児の固執対象が見られることで，それまでは快の情動と結びついた場面となっていた。それがこの時期に，皆がいるとプールに入れなくなったのはなぜだろうか。その一つの要因が，プールの中での行為者としての他者の存在を理解できるようになったことにあると考える。すなわち，第2期では，プールに入るには，快の情動を喚起する泡があればよいのであって，他者はそれを邪魔さえしなければ基本的にB児にとっては無意味な物的存在だったのかもしれない。それが第3期には，他者が，行為者として理解できるようになったため，プールの中にいる他者の存在が，世界の前景としてクローズアップされたのであろう。そして，それがかえって，他者の次の行動が予測できない中で，その場所へ入ることを躊躇させてしまう心的働きを生み出していると考えられるのである。

　行為者としての他者理解は，他者の存在だけでなく，他者の行為そのものに対する注意を喚起することとなる。それは，他者の行為の自分にとっての意味を理解することにつながると考えられる。叱られること，誉められることの意味がわかるようになり，そのネガティブあるいはポジティブな情動に巻き込まれる行動がみられるようになった。例えば，「個別指導でS先生が棒さしを誉めると，2，3回とだんだん笑顔がみられるようになり，そのうち，誉めてくれといわんばかりに得意顔を先生にむける（5歳2カ月27日，T日誌）」，「学園で棚のお菓子をほしがり，T先生に叱られると，帰りのバスでも泣いている。そして別のI先生を見つけて甘える（5歳5カ月22日，T日誌）」などである。

　しかし，この他者の行為の意味理解は，いくつかの限界をもっていた。一つは，行動とその意味を一義的に結びつけた形でしか理解できない（例えば，怒った口調と言葉＝叱られている）ことであり，二つは，行為の意味を，それと相対的に独立して存在する意図や情動などの心的世界との関連でとらえられないため，その行為がもつ意味に自らの行動が巻き込まれてしまうことである。

端的にあらわれているのが, 以下のような他者の行動に対する反応である。「朝の会で, 『ミックスジュース』の曲で部屋を走り, 最後に皆が中央へ倒れ込むという遊びをやった。その時, たまたまB児がA児の上にのしかかるように倒れる結果となり, A児が泣き出す。T先生が, "Bが悪いんや"と半ば笑いながら, からかい口調で言い, 泣いているA児を抱いてA児に"ごめんね"と言っている。すると, B児が突然, 壁に自分の頭を打ちつけ, それから寝転がって泣き真似をしたりして怒り出す(6歳1カ月25日, VTR記録)」といった行動である。朝の会自体は, 日常的にB児が好きな場面であることを勘案すれば, このB児の泣きは, 先生の「Bが悪いんや」という言葉と態度に, 自分に対する否定的な意味の存在を感じとっての行動と考えられる。T先生は, 「半ば笑いながらからかい口調で」言っているのであって, 先生の真の意図を理解するならば, 本当は怒っていないと理解すべきである。B児の場合, そういった理解はまだここではできていない。そうではなく, 他者の言葉や態度と一義的に結びついた形での意味理解を行っているのである。しかも, 他者の行為に意味があることを初めて認識し始めたところで, それと相対的に独立した意図や情動の存在はまだ理解できないため, その行為の意味に, 自分の行動が敏感に反応し支配されることになる。行動の意味が認識できることで, 逆に自分がその意味に巻き込まれてしまうのである。

また, この時期は, 自己認識についても, 正面からの呼名に対して反応できるようになっていった。しかしこの反応は, 名前を正面から繰り返し呼ばれた場合しか成立していない。すなわち, ここでの呼名への反応は, 他者の行為の意味, 言い換えれば, 自分を見つめて名前を呼ぶことの意味をとらえての反応とも解釈でき, まだ客体的自己としての自己認識は成立しているとは確定できない。

第4期:不安・不快に立ち向かう心理的安全基地としての愛着対象との関係が成立する第4期には, 行為者として他者を理解するだけではなく, 情動や意図などの独立した心的世界を有する主体として, 他者を理解できるようになった。それは, 以下の三つの行動から推察される。一つは, 他者の行動の背後にある情動や意図をさぐる行動の出現である。第3期には, 怒った口調と態度で, 一義的に自分に対するネガテイブな行為の意味を把握していたB児が, この時

期には,「散歩でBちゃんが一人で先を歩いていくので,先生が"Bちゃん,先に行ったら駄目でしょ"と言うと,B児は本当に怒っているのかなという感じで,先生の顔をじーっとのぞき込む(6歳7カ月10日,VTR記録)」という行動がとれるようになった。他者が自分を叱るという行動と相対的に独立して,情動や意図が存在することをとらえることができるようになったため,怒った口調や態度に対し,すぐ泣いてしまうのでなく,本当に怒っているのか,怒っているならどの程度怒っているのかを確かめる行動がみられたと考えられる。

　二つには,そういった他者理解の成立と相俟って,他者の意図・情動に対置した形での自分の情動・意図を有する行動がみられるようになったことである。これは,第3期の,他者の行為の意味に従属的に反応する傾向を抜け出し,他者の情動や意図とのやりとりを行いうる場面を生み出した。それは,例えば,相手の情動や意図を受け止めた上で,自分の情動や意図を相手に伝え返す行動にあらわれている。「お墓詣りで,お兄ちゃんが柄杓で墓石に水をかけるのをじーっと見ていて,"Bちゃんもやってみなさい"と母が言うと,意欲満々。とても上手にかけるので,誉めると,何度も私の方を振り返りながら,本当に嬉しそうにかけていました(6歳5カ月20日,M日誌)」という行動である。こういった,相手の行動を模倣した後で,相手に笑顔を向けるということは,これが形態上の模倣ではなく,相手の意図・情動を受け止めての模倣であること,そして相手の賞賛という支えによってではあるが,自分の内的情動を相手に伝え返すことができるようになったことを示している。また,他者の意図や情動を認識した上で,あえてそれを無視する行動もみられるようになった。「昼休みに,園庭で,B児が遊んでいる。二階の部屋の窓から母と先生が"Bちゃーん"と呼ぶのを知って,そちらをちらちら見ながら,敢えてそれを無視して砂場とブランコを往復している。しかし,"わかっている"と思うのは,その後,先生が下りてきて"Bちゃん"と言って,手を引っ張りに来ると,不意に先生が引っ張りに来た時であればものすごく怒るのに,この日はすぐにあきらめて,自分から靴を脱いで部屋に入ったためである(6歳7カ月10日,VTR記録)」。

　三つには,その結果として,相手と意図や情動をやりとりすること自身を楽

しめる行動が出現したことである。例えば,「兄の友達が,家に3人やってきました。自分の安心した場所である家であれば,知らない人が来ても,自分から引いたり別の場所へ行ってしまうのでなく,逆にちょっかいを出されるのを期待しているようです(6歳5カ月16日,M日誌)」という行動である。また,この時期には,第3期に出現した葛藤場面においても,「プールへ行くと,他のクラスの子どもや親が入っている中に自分から入っていった(6歳4カ月16日,T日誌)」ように,葛藤場面に立ち向かう姿も示すようになった。これは,相手との情動や意図のやりとりの経験をもとに,相手が快の情動を有している場面が,自分にも快の情動をもたらすことを期待し始めたためと考えられる。ただし,こういった情動や意図のやりとりは,大人の側から始発されており,B児から大人に向けて始発することはほとんどみられなかった。自閉症児の,「やりとりを始発する能力の障害」は,指さしに関しても指摘されている。例えば,自閉症児は,指さしの理解にみられる,相手の注意に自分の注意をあわせる形での注意の共有は可能である(例えば,別府,1996)が,他方,相手の注意を自分の注意対象に向けさせる,叙述の指さしの産出はほとんどみられない(例えば,Curcio, 1978)のである。

　また,自己認識に関しては,第3期のように正面から呼名されなくても,どこで呼名されても振り返る反応がみられるようになった。まだ,自分の名前と他者の名前を明確に区別できているわけではないが,名前という音声と結びついた形での自己の存在を覚知し始めたと考えられた。

3-3:振る舞いとしての他者理解と愛着との関連

　ここでは,愛着対象と,振る舞いとしての他者理解の連関を検討することによって,愛着対象を含めた他者を,自閉症児がどのように理解しているのか,そしてその理解がどのように発達するのかについて検討する。

　一つ,本研究から明らかになった結果は,自閉症児が愛着対象に具体的行動を求めるレベル(第1・2・3期)から,心的支えを求めるレベル(第4期)に,愛着関係の質が変容することと関連して,他者理解も質的に変容するということである。具体的行動を求める愛着関係の質を示す時期は,行動や場面と相対的に独立した情動や意図を有する他者理解は成立していなかった。それが,心

的支えを求める愛着関係の質を示す時期になると，情動・意図などの心的世界を有する主体としての他者理解が成立したのである。このことは，自閉症の愛着対象を含めた他者理解について，情動や意図といった心的世界を有する主体としての他者理解が，発達の中で獲得できることを示した点で意味は大きい。「心の理論」との関わりでいえば，Fombonne, Siddons, Achard, Frith & Happé（1994）は，他者の喜びや悲しみを理解できることは，本来，心の理論を必要とせず，それを必要とするのは他者の驚きや困惑の理解場面だとしている。B児が示した他者理解の際の情動は，まさに，喜び・悲しみ・怒りであり，困惑といったレベルの情動理解場面はみられなかった。この点の追求は，今後の課題として残る。しかしいずれにしても，自閉症児は，けっして情動や意図を含めた内面世界をもつ他者理解そのものが障害されているのではないことは銘記すべきである。

　二つには，そういった愛着の質と連関しての，自閉症児における他者理解の発達のプロセスについてである。そこで重要視したいのは，こういった他者理解と愛着形成の発達をとらえる上での，第3期の重要性である。愛着対象に心的支えを求め，他者を意図や情動を有する主体として理解する第4期は，そのいずれにおいても，それ以前と比較して質的に変化したと考えられる。しかし，第3期の存在は，その質的変化を可能にするプロセスを明らかにしていると考えられる。この時期は，愛着形成では，具体的行動を愛着対象に求めるという第1期・第2期の質を残しつつ，それによって自らに快の情動を引き起こすだけではなく，第2期までは固執行動によって行っていた不快・不安の情動の軽減と，それを快に転換するためにこそ，愛着対象を求めるようになった。他者理解でも，他者が情動や意図といった心的世界を有する主体と理解する能力は獲得できていないが，他方，行為者としての理解は成立し，それに伴って，行為の意味を理解した行動が出現した。このことは，愛着対象に求めるものが，具体的行動から心的支えに質的に転換する際に，求めるのは具体的行動でありつつそれによって自らの不快を快に転換するために求める時期が介在していること，そして，他者理解についても，場面や行動と独立した他者理解が未成立な時期から，心的世界を有する主体としての他者理解に質的転換する際に，行為者としての他者理解と行為の意味の発見を媒介するというプロセスの存在が

明らかになった。
　三つは，こういった愛着の質や他者理解の発達的変化を生み出す契機についてである。本研究で明らかとなったのは，そういったプロセスが単一の大人との間の関係の深化として生じるのではなく，複数の大人との愛着関係の成立によってなしとげられるということである。第3期の，自らの不快を快に転換するために愛着対象に具体的行動を求め，そして行為者としての他者理解を成立させる前提に，第2期の密着的接近対象の拡大の時期が存在していた。これは，以下のプロセスを想定させる。すなわち，単一の密着的接近対象の成立から，その対象が拡大する中で，特定の行動や場面と快―不快の情動の随伴性の理解が成立する。そして，愛着対象が自らに快の情動を引き起こす経験を，多くの愛着対象と多くの行動・場面でもつことが，行動や場面から相対的に独立した形での行為者としての他者の存在を浮かび上がらせる。それによって，行為の意味の発見という他者理解の変化が生じ，自らの情動を不快から快へコントロールする他者としての愛着関係を求めるようになるのである。そして，その行為者としての他者理解が成立することによって，その他者が自らを快の情動にしてくれる行動や場面で，自らの快的情動を経験するだけでなく，愛着対象との情動共有経験が可能となる。その，情動共有経験がまた，複数の愛着対象と複数の場面・行動で行えることによって，愛着対象を行動や場面に結びつけるだけでなく，第4期の心的世界である情動や意図をもった存在として認識させることを生み出すと考えられるのである。

第4節　全般的考察

　ここでは，自閉症幼児の愛着関係の形成と他者理解の発達を，事例を通して検討した。そこでは，他者との具体的な関係性とコミュニケーションの中で愛着や他者理解をとらえていくことによって，自閉症児も，心的支えを求める愛着関係と，心的世界を有する主体としての他者理解を成立させうることを明らかにした。
　このことは，自閉症の「心の理論」欠損仮説に対し，以下の二つのことを提起する。

一つは，自閉症児の他者の心の理解が，愛着対象の形成と連関して形成されることの意味である。最初に述べたように，「心の理論」は無人称の心の理解を扱い，自他分化の問題を巧みに回避していると考えられる。近年，「心の理論」欠損仮説は，その発達的起源をふり遊びやジョイント・アテンション行動に遡る方向で研究を進めているが，そこでは「心の理論」欠如を前提とした上で，トップダウン式に，両者の機能的連続性をみることに重点が置かれてきた。しかしここで明らかになったのは，他者の心の理解を自他分化以前のレベルからボトムアップ式に追求することで，トップダウン式の研究では見落とされがちであった，自閉症の他者の心の理解の一端を取り出せたということである。そしてこれは，自閉症の他者理解を考える際に，自他分化，そしてその前提となる愛着対象の形成を絡めて把捉する視点の重要性を示唆している。

二つは，ここでの結果と「心の理論」欠損仮説で明らかにされた知見との関連の可能性についてである。ここでは，自閉症児が，心的世界を有する主体としての他者理解を成立させることを明らかにしたが，一方で，その心的世界の内容が，喜び，悲しみを中心としたものであり，Fombonne et al. (1994) が「心の理論」を必要とするとした驚き，困惑は含まれていないことも明らかになった。また，他者の心的世界とのやりとりが，大人の側の始発によるものがほとんどであり，子ども自らが他者の心的世界に働きかける行動（喜び・感動を伝える見せる行動，叙述の指さし，やりとりの始発など）はあまりみられないという障害も示された。この点には，自閉症の「心の理論」欠損として論じられるものとの機能的連続性の可能性が示されていると考えられ，今後の課題である。

最後に，この知見をもとにした，自閉症の社会性障害に対する指導・援助についての検討課題にふれておきたい。

一つは，他者理解の質的変容が，母親に代表される単一の養育者との愛着関係の改善だけでなされるのではなく，複数の愛着関係を形成する中で行われていくということである。これは母子関係に限定した愛着関係を治療の目的とするのではなく，複数の大人と愛着関係を取り結ぶ場（例えば，通園施設・保育所）を保障すること自身の重要性を示唆している。伊藤（1995）は，子ども自身が知らない場所（家庭以外の治療場面）で繰り返し知らない人に関わる経験

の積み重ねで,最も安心できる存在としての母親に逆に気付くことを指摘し,1,2歳での早期療育プログラムの有効性を論じている。本研究では,伊藤(1995)が指摘したレベル(母親のみに密着的接近を求めた第1期)だけでなく,それに続く心的支えを求める愛着関係,そして心的世界を有する他者理解を形成する上でも,単一の母親に代表される養育者以外の大人が継続的に関わる場所(通園施設や保育所)が生活の中に組み込まれることの重要性を指摘している。

　二つは,愛着関係と他者理解を形成する際の愛着対象の関わりの質の問題である。ここでの結果は,情動的一体感の経験の中から形成を行っていく健常児と異なり,自閉症児はその経験が乏しいまま,自らの行動と愛着対象の行動との随伴性の理解に基づいて内的作業モデルを形成することを指摘した。そうであれば,愛着対象が,自閉症児との情動的一体感を求めて,単なる抱きかかえや,あるいは字義通りの受け止めを行うだけでは不十分であると考える。そうではなく,快の情動共有経験をどのように作り出すかが重要となる。そこでは,自閉症児自身が快の情動,特に達成感を感じられる生活,活動が必要であり,その経験を通してそういう生活,活動を作り出してくれる他者,そして達成感を共有する他者に対する認識を深める契機が生じると考える。その際,Schopler, Van Bourgondien & Bristol(1993)がいう,「何を,どこまで,どのように」やったらいいのか,意味をわかりやすく伝える構造化された環境との関わりも,一つの要素として必要となる。単に大人の応答的敏感性が重要なのではなく,その前提として,自閉症児自身が今何をすべきかわかり,そしてその中で達成感を感じられることが重要となるのである。こういった点の検討は,他者理解のプロセスの解明とともに,自閉症の他者理解に対する教育・指導に際して意味を持つと考える。「心の理論」欠如仮説をトップダウン式に他の領域へ広げてとらえる見方でなく,他者理解という切り口でみえてくる社会的能力を,ボトムアップ式にとらえていくことが,具体的な指導に対し必要な資料を提供することになるのではないだろうか。こういった方向で,研究が今後さらに積み上げられることを期待したい。

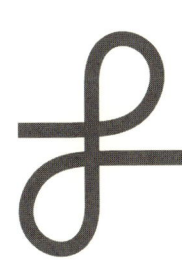

第7章
挑発行為を頻発した自閉症幼児における他者理解

第1節 問　題

　自閉症児者の問題行動の一つとして，「他の人の怒りを引き出すことを明らかな目的として，執拗になされる行為」である「挑発行為」（杉山，1990，1995）というものがある。杉山（1990）は，201例の自閉症を検討し，そのうち「挑発行為」を示したのは21例で，その21例は知的能力や生活年齢では，特定の層にかたよっていなかったことを指摘し，タイプを三つに分けて論じている。一つは，家の人，特に母親の目の前でわざわざ服を脱ぐ・唾遊びをする・放尿する・奇声をあげるといった行為や，紙を隙間につめる・尿をコップに入れるなどのいたずらであり，二つは，いそがしく働いているときにわざと無意味な質問を繰り返す・目の前でばかにしたように嘲笑する・「死ぬ」など嫌がることをわざという・しつこくさわりにくる，などのいやがらせ，三つは他の人の反応を確かめながら人をつねる・物を投げる・物を壊す・髪の毛をひっぱったり叩いたりする・自傷するなど，叱責を引き出すための意図的な攻撃的行動である。

　行動のレパートリーはさまざまであるが，そのいずれもが，他者の怒りを引き出すことを目的としている。そのため，それに対して大人が怒る，あるいは叱責すると，余計に喜んでまた同じ行為を繰り返す結果となり，行動がさらに頻発しエスカレートする事態を生み出しやすい。その意味で，この行動は，問題行動としてはげしさを伴う場合が多い。

　一方，「挑発行為」は，他者との関係で生じる問題行動である。つまり，挑発行為を行う自閉症児は，他者をモノとは異なった存在と理解しているからこ

そ，自分の方から他者に行動を起こしていると考えられる。ではその場合，自閉症児はどのような他者認識をもっているのであろうか。これに関して，杉山（1990）は，「他の人の怒りを引き出す」と定義し，挑発行為を行う自閉症児が，怒りという他者の心的世界を理解できるとしている。しかし一方で，近年，自閉症児は他者の心を読めないことがその一次的障害であるとする「心の理論」欠損仮説が，主張されている（例えば，Frith, 1989）。はたして，挑発行為を行う自閉症児は，他者の心的世界を理解できているのか，あるいはできないのか，理解しているとすればどのように理解しているのか，さらに突っ込んだ検討が必要となる。

　この問題を考える際に，健常児のからかい（teasing）行動に関する研究は，示唆を与える。Reddy（1991）は，からかい行動を，「相手の意図や情動を予期して故意にそれを操作する行動」と定義し，以下のような例を挙げている。それは，子どもが手に持ったおもちゃを大人に差し出し，大人がそれを受け取ろうと手を差し出し返すと，それを見た後で，にこっと笑いながら子どもがおもちゃを渡さずひっこめる，といった行動である。それを繰り返し行う場合，子どもはおもちゃを差し出した時点で，自分の行動が大人の側におもちゃを受け取ろうという意図と行動を引き出すことを予期しており，その上で，あえて相手の意図に反する行動を行い，大人の驚きや怒りを楽しんでいると考えられる。Reddy（1991）は，こういったからかい行動が，通常の発達でいえば10カ月から1歳ころにみられるとしており，相手の意図や情動を予期する能力を必要とする点に，心の理論の起源をみている。挑発行為も，他者の心的世界を理解した上での行動と仮定すれば，それは，「相手の怒りを予期してそれを引き出す行動」とも考えられ，両者の行動を可能にする能力には，類似したものがあることが推察される。その意味で，両者の異同を検討することは重要であると考えられる。

　からかい行動は，話し言葉獲得前の乳児における，ノンバーバル・コミュニケーション行動の発達としても注目されている。Mundy, Sigman, Ungerer & Sherman（1987）は，Bruner & Sherwood（1983）が指摘する，ノンバーバル・コミュニケーション行動が果たす三つの機能に基づき，その分類を行っている。その三つの機能とは，(1)社会的相互作用に加わりそれを維持すること，

(2)指さしのように,自分と相手の間でモノやできごとを指示する,すなわち注意を協調させること,(3)モノやできごとを要求して他者の行動を調節すること,である。(2)はジョイント・アテンション (joint attention) 行動,(3)は要求行動であり,(1)は(2)(3)以外の社会的相互作用行動をさす。Mundy et al. (1987) のいう,この(1)の社会的相互作用行動は,くすぐりのようなやりとりで,それが中断した際に大人に手を伸ばし,社会的相互作用行動を維持しようとするレベル1から,ボールのやりとりのような社会的ゲームとしての社会的相互作用行動を自ら始めるレベル3まで分類されている。そして,Mundy et al. (1987) は,レベル3の一つに,禁止されていることを笑いながらやる,からかい行動を含めているのである。ここでは,からかい行動が,相手との社会的相互作用行動に加わり,それを維持する機能をもったノンバーバル・コミュニケーション行動の文脈の中で把捉されている。しかも,それを,子どもの側が始発する社会的相互作用行動の中で,話し言葉獲得前の最も高いレベルであるレベル3に位置づけているのである。挑発行為も,ネガティブではあるが,その行動をして相手が怒るという相互作用行動を子ども自らが始発している行動ともとらえられる。もしそうであれば,挑発行為は,あるレベルの社会的相互作用行動を行う能力を伴って出現することが予想される。その意味では,挑発行為がなぜある時期からおこなわれるのかを,こういった社会的相互作用行動の質の変容の中で検討することが必要となると考えられる。

以上のことは,自閉症の挑発行動を,従来のように問題行動としての側面からみるだけでなく,以下の二つの視点でアプローチする必要があることを示唆する。一つは,挑発行為を,社会的相互作用行動の一つとしてとらえるアプローチである。このことによって,挑発行為がその背景にもっている社会的相互作用行動の質を明らかにし,それを通して,挑発行為の発生のメカニズムについての示唆が得られると考えるのである。

二つは,挑発行為を他者理解との連関の中で把握することである。杉山 (1990) は,挑発行為を,自閉症児が最も理解しやすい,怒りという他者の感情を手がかりにして行う行為であるとして,そこに,他者の心的世界の理解を想定している。しかし,挑発行為を行う自閉症児は,怒りなどの他者の心的世界を,本当に理解しているのであろうか。Wing (1980) は,自閉症の親のた

めのガイドブックの中で,ここでいう挑発行為に匹敵する行動を取り上げ,それが自閉症幼児にしばしばみられることを指摘した上で,そういった行動をする自閉症児は,親が怒ることの意味が理解できず,むしろ怒ることにわくわくしてしまうのだと記述している。白石 (1994) は,自閉症児にみられる,わざと悪いことする行動は,他者の心的世界を理解できないため,他者の表面的な反応のみを引き出そうとしてしまう結果生じるものであるという,仮説的な提起を行っている。他者の心的世界を理解した上であえて他の人の怒りを引き出そうとしているととらえることは,しばしば実践現場でいわれるように,「わざと」悪いことをする行動として理解され,そこでは厳しく叱る指導がなされる場合も少なくない。挑発行為を行う自閉症児が,他者の心的世界を理解しているかどうかは,その援助と指導にとって大きな意味をもつのである。そういった意味で,心的世界を含め,自閉症児がどのような他者理解をもっているのかを,挑発行為との関連で検討することは重要である。

そこで本研究では,就学前の一時期,挑発行為を頻発した自閉症の男子を取り上げ,その事例検討を行うことで上記の二点を検討することを目的とする。具体的には,社会的相互作用行動を取り上げ,その質的変容を明らかにし,挑発行為との関連を検討することであり,また,他者への情動(特に喜び,不安,不快)を伴った社会的行動や,他者の情動表出を伴う本児への社会的行動に対する反応(例えば,誉められることに対する反応)場面を取り上げ,他者理解そのものを検討することである。ここでいう他者理解は,麻生 (1980) のいう「振る舞いとしての他者理解」に相当するレベルを想定している。なお本研究では,他者の「振る舞いとしての理解」が,一般的な他者ではなく,自分にとって意味ある具体的な存在である愛着対象との関係で成立する(別府,1997)という指摘を考慮し,愛着関係についても併せて検討することとする。

第2節 方 法

2-1:被験者

本児は,198×年×月×日生まれの男子(A児)である。母親29歳,父親32歳の時,第二子として生まれる。周生期は,出生直後顔色が悪く,酸素吸

入を受けるがそれ以外は異常ない。定頸4カ月，始歩1歳5カ月で，運動面で遅れはない。言語理解・産出の遅れ，視線の合いにくさ，多動を主訴に，2歳6カ月時点で就学前通園施設K学園に週1回通園し，2歳11カ月時点で，K学園に措置通園となる。その時点で，DSM-III-Rの自閉症の基準（社会的相互作用の質的障害，言語および非言語的コミュニケーションおよび想像的活動の質的障害，著しく制限された活動レパートリーおよび興味）を満たす特徴を示していた。本研究でこの事例を取り上げたのは，以下の理由による。それは，本事例が，5歳の時点で，半年以上，挑発行為と分類できる行動を頻発し続けたことである。具体的には，「○○の繁華街（本児の家は繁華街の中にある）の人混みを歩いていると，通り過ぎる人だれにでも叩いて笑って逃げようとするので，私は謝り回ってたいへんです」（本児5歳6カ月時点の母親による日誌）というほど，他者を叩いて笑って逃げる行動を，他者が怒るまで執拗に続けたのである。なお，本児の全体的な発達の様相を新版K式発達検査の発達年齢で示すと，本研究で扱った3;5時点では，全領域で1;1，姿勢・運動領域で1;11，認知・適応領域で1;0，言語・社会領域で0;10，6;5時点では，全領域で1;4，姿勢・運動領域で2;11，認知・適応領域で1;1，言語・社会領域で1;2であり，その時点でも話し言葉はもっていなかった。

2-2：分析資料

　方法としては，山田（1986）のいうモデル構成的現場心理学に基づき，K学園通園時におけるA児の2;11から6;10までの，以下の三種類の資料を用いた。(1)先生のA児に対する記録（以下，T日誌と略す）(2)お母さんのK学園への連絡帳に書かれた記録（以下，M日誌と略す）(3)療育場面のVTR記録（以下，VTR記録と略す）。このうち，(3)は筆者が記録を行った。そしてその中から，以下の三点の分析指標に適合する場面を取り上げ，カード化した。その結果，371場面のカードが分析対象となった。

（例）「朝の会で音楽にあわせて走り回る際に，Tが"ワアー"言いながら追いかけると，A児は"キャー"と笑いながら逃げ，またTに近寄ってきて逃げることを4回繰り返す（5歳1カ月15日，VTR記録）」

2-3：分析指標

　ここでいう三つの分析指標とは，(1)社会的相互作用行動，(2)他者の振る舞いとしての理解，(3)愛着関係の質と対象である。(1)の社会的相互作用行動は，Bruner & Sherwood（1983）とMundy *et al.*（1987）を参考に，「大人とのやりとりを，子どもから始発したり維持する行動」と定義する。大人が子どもをくすぐりそれに子どもが笑うやりとりを例に挙げれば，何もしていない大人にリーチングや発声でくすぐってほしいと要求した場合は，「やりとりを子どもから始発する行動」であり，最初は大人がくすぐってきて，その働きかけが中断した際に，もっとやってほしくて子ども自身が発声やリーチングを大人に行う場合は，「大人とのやりとりを維持する行動」となる。大人とのやりとりは，くすぐりのような身体的遊びもあれば，ボールを転がしあうような行動も含まれる。(2)の，他者の振る舞いとしての理解は，A児自らの他者への情動表出（特に喜び・不安・不快）を伴う社会的行動場面と，他者の情動表出を伴う社会的行動に対する反応（例えば，誉められることに対する反応）場面を取り上げて検討した。(3)の愛着関係の対象と質は，別府（1997）を参考に，愛着対象に接近維持行動を行う場面を取り上げ，以下の点を基準に分析した。一つは，接近維持行動を行う愛着対象が誰であるかであり，二つは，愛着対象に求める内容が具体的な行動を求める（例えば，ブランコを押して欲しい）のか，心的なものを求める（例えば，不安な場面でとにかくそばにいて欲しい）のか，そして三つは，何のために愛着関係を求めるのか（愛着関係を求める結果，子どもが得られるもの）であった。

第3節　結果と考察

3-1：社会的相互作用行動

　社会的相互作用行動の主導権を持っているのが，大人なのか，子ども（A児）なのか，そしてその社会的相互作用行動が成立した際に，その社会的相互作用行動の内容に焦点をあて分析した結果，以下の四つの時期を抽出した（Table 17参照）。
　第1期（2；11～3；3）：この時期は，A児がK通園施設へ入園した直後の時

Table 17　A児における社会的相互作用行動の発達

	社会的相互作用行動の主導権	社会的相互作用行動で求める内容
第1期 2;11 ~ 3;3	社会的相互作用行動が未成立	社会的相互作用行動が未成立 (相手からの働きかけに反応するのみで，相互作用を維持しようとする行動はみられていない)
第2期 3;4 ~ 5;1	社会的相互作用の相手である大人が主導権を持つ	大人が自分を快にしてくれる行動を維持するためのやりとり 自分の行為，快の情動を伴う大人の行為の随伴性を発見し，その場でのみ随伴性を再現しようとする
第3期 5;2 ~ 5;9	A児自身が，社会的相互作用行動の主導権を持つ	自分の行為と相手の行為の随伴性を，文脈と無関係に再現しようとする …同じレパートリーの行動を繰り返す …相手の心的状態の理解は伴わない
第4期 5;10 ~ 6;7	↓	相手のプレイフルな情動という心的状態を引き出すことを求めての社会的相互作用行動

期である．大人からの働きかけに反応することはみられるが，そのやりとりを維持したり始発する行動は全くみられなかったことを特徴とする．例えば，「叫び声をあげながら走り回っているA児を，Tが抱き上げて揺さぶり回すと，叫び声はおさまり，歓声は出ないが笑顔になる．しかし，揺さぶりが終わった瞬間に，Tから離れようとし，そこに寝ころんでしまう（3歳0カ月14日，VTR記録）」といったように，大人の働きかけに反応（ここでいえば笑顔）はみせるのだが，そのやりとりを維持しようとする行動はみられなかった．不快な場面も，「他児がA児の手のあたりを踏みそうになり，"ウワーウワー"といいながら怒るが，他児が目の前をすぎれば，それで怒り声はおさまる（3歳0カ月14日，VTR記録）」というように，その場での即時的な反応に終始していた．このように，第1期はまだ，社会的相互作用行動自身が未成立な時期といえる．

第2期（3;4~5;1）：この時期は，以下の二つのパターンの社会的相互作用行動が成立したことを特徴とする．一つは，相手が主導権を持った，しかも

自分を快の状態にしてくれるやりとりを維持しようとする行動である。例えば，「トランポリンで両手を叩きながら後ろへ倒れ込む遊びを，A児が一人でしている際に，Tが近寄ってきて，A児が倒れ込むのにあわせてA児を軽く押し倒す。それがもう，遊びになったようで，今度は立ち上がってTに両手を差し出し，押し倒してもらうと，"キャーキャー"といい，ものすごくうれしそうな表情になる（4歳1カ月9日，VTR記録）」というものである。Tが押し倒してくれることで，自分が快の状態になったら，そのやりとりを維持したくて，A児自身がTに両手を差し出したのである。

　二つは，自分の行為と相手の行為の随伴性を発見し，その場でのみ随伴性を再現することで，社会的相互作用を維持しようとする行動である。それは，「帰りの会で頭を下げるのを，一度母親に強制された後，自分で頭をおおげさに下げると，他のTが笑う。それがわかって，続けて3回，頭をおおげさに下げてTを見上げる（4歳10カ月24日，VTR記録）」ように，偶然自らがやった行為（ここでいえば，頭をおおげさに下げること）が相手の反応（Tが笑う）を引き出すことを発見し，その随伴性を再現するために自らの行為を繰り返し行うという形で出現した。これは，相手の反応を引き出すことを最初から目的としているのではなく，それに先だって，自らの行為と相手の行為の随伴性の発見があって初めて可能となっている。その意味では，この社会的相互作用行動の主導権は，大人の側にあることが推察される。また，この行動は，その随伴性を発見した場面では数回繰り返されるが，それが場所と日時を変えて再現されることはなかった。すなわち，随伴性の理解は，その場に特有の，ある文脈に限定されたものであり，逆にそのため，こういった行動のレパートリーは一つではなく多彩であった。

　この二つのパターンの社会的相互作用行動のいずれにおいても，大人が遊びとして対処している場面であることは，次の第3期と比較した場合，重要である。言い換えれば，大人がプレイフルな情動を伴って，この社会的相互作用行動を行っているのである。しかしまだ，この時期のA児の行動は，他者のプレイフルな情動という心的世界を理解しているものと考えるよりも，大人の側が遊びとして随伴性を成立させていることが，A児の行動の前提となっていたため，結果としてA児がこの行為をしている際には，大人のプレイフルな情動が

伴っていたととらえる方が妥当であろう。実際，大人の側が随伴性を成立させることを中断したら，それでもなお，A児自らがこの行動を再現しようとすることは，この時期にはみられなかった。

　第3期（5;2～5;9）：この時期は，自分の行為と相手の行為の随伴性を理解し，それを再現しようとする点では，第2期と同じであるが，第2期が，その随伴性が成立したその場面と文脈に限定されていたのに対し，第3期は，文脈に無関係に再現しようとした点が特徴的である。具体的には，相手が自分を追いかけるという行為を引き出すために，自分が相手を叩いて笑って逃げることを，日時と場所を変えて，ある一定期間，執拗に繰り返したのである。それは，第2期に前兆が認められる。「朝の会で音楽にあわせて走り回る際に，Tが"ワアー"といいながら追いかけると，"キャー"と笑いながら逃げ，また近寄ってきて少しTを叩いて逃げることを，4回繰り返す（5歳1カ月14日，VTR記録）」といったものである。すなわち，A児が逃げることに，「ワアー」と言いながら大人が追いかけることで，大人の側が随伴性を成立させ，その随伴性の発見をした結果，A児はその随伴性を再現しようとしたのであった。それが第3期になると，「朝，Tを見るだけでニタッとして近寄り，Tを叩いて逃げ，それを何度も繰り返し続ける（5歳5カ月14日，VTR記録）」ようになった。この，叩いて逃げる前に，「Tを見てニタッと笑う」ところに，叩く前に，その行為が相手の追いかけるという反応を引き出すことを予期していることが推察される。このように，自分の行動に対する相手の行動を予期し，本児の側がその相互作用の始発の主導権をにぎっているのが，この時期の特徴といえる。

　しかしこの行動は，相手の心的状態の理解はまだ伴っていないと考えられる。これは二つの点から推察される。一つは，「笑って叩いて逃げる遊びを，散歩に出かけた先で，ベンチに座っている全く知らない人に対してもやっていました（5歳2カ月16日，T日誌）」，「□□繁華街へ出ると，通る人をだれかれ構わず叩いて逃げるので，私は謝り回って大変です（5歳6カ月3日，M日誌）」といった，この時期の行動が，文脈と無関係にエスカレートすることの意味である。相手の心的状態を理解しているとすれば，叩いて逃げる行動を行う前に，相手の心的状態をさぐったりすることにより，相手や文脈を選んで行為を始発

することが予想される。文脈と無関係に，しかも相手も誰でもいいかのように行うこの行動は，他者の心的状態を理解していないからこそ成立すると推察されるのである。二つは，大人の行為を引き出すために，執拗に繰り返すようになった結果，それに対する大人の反応も，怒りを伴うものが多くなったが，第2期と異なり，相手がプレイフルな情動ではなく，怒りの情動を伴っていても，A児はそれに笑顔で対する反応がみられるようになったことである。例えば，叩いて逃げる行動以外でも，「本児が机を両手で叩いていると，Tに"うるさい！"と叱られるが，それに対して，にこっとした表情でTの方を見てもう一度机を叩く（5歳2カ月4日，VTR記録）」といった行動である。これは，文脈に無関係にエスカレートすることと併せて考えると，怒りを引き出すという相手の心的状態を理解して行った行動というよりも，相手の心的状態と関わりなく，自分の行動に随伴して相手の行動を引き出そうとしている行動と考えられるのである。

　第4期（5；10～6；7）：この時期は，単に相手の行動を引き出すためではなく，相手の心的世界を求めての行動が出現したことを，最大の特徴とする。一つは，相手の心的世界を求めての行動であるため，行動する前に相手の心的状態を勘案する行動がみられたことである。「VTR撮影係の人と追いかけっこしながら，廊下を走り回っている。A児が廊下の奥の給食室の方へ走っていくので，給食室の手前まで行き，そこで給食室のTに出会い，VTR撮影係の人が"ただいま"と挨拶をする。すると，そこでVTR撮影係の人の態度が変わったことがわかるのか，それにあわせてA児も追いかける行動を中断し，給食室の中を覗き込む。そしてその話が終わったかと思うと，またニタニタ笑いながら，VTR撮影係の人を叩いて逃げていく（6歳9カ月13日，VTR記録）」ように，相手が遊びから給食室のTに挨拶するところで，態度を切り換えていると，それに合わせるように，本児の側も遊びを中断し，また相手が遊びをしようとする態度になると，それを再開しようとすることができるのである。

　二つは，第3期のように，自分の行為に相手が行為で反応すればよいのではなく，どのような心的状態で相手が反応するかによって，不満をあらわす行動が出現したことである。例えば，「着替えで笑いながらズボンを脱ぐが，ほとんど脱いでいるのに足首からはずさずにTをいたずらっぽく笑って見ている。

Tがビニール袋を持ってきて，"入れて！"というと，最初は靴をそこに入れようとして又ニタニタ笑っている。それに対し，Tが強い口調で，"これを入れて！"と今まで以上に怒ると，そこでTを見上げ，"エーエー"怒って，投げつけるように服を入れる（5歳11ヵ月29日，VTR記録）といったものである。からかい行動に対する大人の反応は，木下（1995）が指摘するように，口調は怒りながらも顔は笑っている，態度の二重性を伴う場合が多い。だから，子どもの側ももう一度からかい行動を行う。本児がここで示した行動は，それと同じで，からかいとして笑って対応せず，Tが本気になって怒ったことに対して，「エーエー」と怒っていたと推察される。言い換えれば，反応を求めるよりも，反応の背景にある特定の意図や情動を求めて行動しているからこそ，怒ったと考えられるのである。

しかしこの時期は，まだ第3期にみられた，叩いて笑って逃げる行動は，一番高い頻度でみられており，例えば，6歳0ヵ月22日の療育のVTR記録では，1日で3回この行動を行っている。このように，同じパターンの社会的相互作用行動が多く，言い換えれば，そのレパートリーの種類は少ないことが指摘できる。これは，A児のレパートリーのほとんどが，叩いて笑って逃げたりといった，身体接触を含む行動であり，ボールのやりとりなどのモノを介してのやりとりがほとんどみられないことと併せ，A児の健常児とは異なる特徴として指摘できる点である。

3-2：A児にみられる社会的相互作用と挑発行為

次に，本児の挑発行為と社会的相互作用行動の質との関連を検討する。

前述のように杉山（1990）は，挑発行為を，「他の人の怒りを引き出すことを明らかな目的として，執拗になされる行為」と定義した。このように挑発行為を，他者が怒ってもその反応を引き出すために執拗に行う行為と規定すれば，それは，A児の場合，第3期の社会的相互作用行動がそれに該当すると考えられる。それは，社会的相互作用行動が成立した第2～4期の中で，第2期は，相手のプレイフルな情動を伴った関わりの中でしか成立せず，第4期は，プレイフルな情動自体を求めての行動であったのに対し，第3期は，相手の情動などの心的状態に無関係に，行動をA児が始発したことに示されている。その結

果，相手が怒っても，その反応を引き出すための行為がみられたのである。また，相手の心的状態や文脈に無関係に行うため，結果として同じレパートリーの行動を執拗に繰り返す点も，第3期にのみみられていた。

一方，第4期の社会的相互作用行動は，挑発行為とは質的に異なっていることが推察された。それは，この時期には，相手の行動だけでなく，その背景にある心的状態を求めるようになった結果，怒りという心的状態を求めての行動もあるが，そればかりを執拗に行うことはなくなったことに示されている。それよりも，プレイフルな情動を求めて行動を始発することが頻繁にみられ，その際に，相手の心的状態を勘案したり，あるいはプレイフルな情動を求めてのからかいであるのに，それに大人が真剣に怒ると，求めている心的状態と違うこと自身にA児が怒る，という行動がみられたのである。その意味では，この第4期のA児の行動は，挑発行為というよりも，からかい行動というべきであろう。

このことは，以下の二点で重要である。一つは，自閉症児の挑発行為がA児の場合，第3期に成立するが，続く第4期には消失していることである。これはこういった問題行動が，ある時期に生成するがまたその後で消失するプロセスをもっているということであり，こういった問題行動が自閉症に不変のものではないことを示している点で重要である。

二つは，それでは挑発行為は，どのような質の社会的相互作用行動として生成したのか，ということである。第3期は，第1・2期と異なり，社会的相互作用の主導権を子ども自身が持てるようになっていること，しかし社会的相互作用行動の結果求めるのが，第4期にみられた，相手の心的状態とは異なり，相手の行動である点に特徴があるといえる。

これに類似した行動は，健常児においてもみられている。麻生（1992）は，縦断的観察の中で，生後8カ月ころに，自分の行動に対し大人が行為者としてそれに反応して行動することを認識した行動の出現を指摘している。例えば，「腹這いのUが6畳の電気カーペットのコントロール部を触り始めているので，私は背後から"こらっ"と叱るたびに，転げ回るように大喜びしている」（麻生，1992，p.237-238）といった行動である。麻生（1992）はこれを，自分の行為が「こらっ」と叱る大人の行為を一定のパターンで生じさせることが，子

どもには新鮮だったのであり、それは新しいコミュニケーション行為あるいはゲームの発見だったのではないかとしている。

麻生（1992）が指摘するように、健常児の場合それはあくまでもコミュニケーションであり、ゲームである。だから当然、その行動は前提として、相手もゲームとして受けとめる文脈があって成立するのである。それは具体的にいえば、木下（1995）が指摘するように、大人が本当に怒るのではなく、怒った口調で、しかしどこか顔は笑っているといった、態度の二重性で対応することであり、子どもはその文脈の中でのみ、もう一度その行動をやろうとするのであろう。A児の場合も、挑発行為がみられない第2期には、相手が快の情動を伴う反応を随伴してくれるという文脈に依存して、社会的相互作用行動が成立している。ところが、第3期においては、相手がそれをゲームとして受けとめているかどうかという文脈とは無関係に、執拗に行動を繰り返すように変容していった。言い換えれば、自分の行動と相手の行動の随伴性を繰り返し再現しているだけであり、それをゲームとして成立させる文脈に無関係に行動するようになったのが、挑発行為となっているのである。そして、第4期になると、他者の心的状態を理解するがゆえにそれを引き出す社会的相互作用行動が成立し、それによって「相手が怒ってもその反応を引き出すために執拗に行為を繰り返す」挑発行為は消失したと考えられるのである。

このことは、杉山（1990）の指摘と異なり、A児の挑発行為は、他者の怒りという情動を理解しての行動ではなく、反対に他者の心的状態や社会的相互作用を成立させる文脈を理解できないがゆえの行動であることを推察させる。そしてA児の場合、自分の行為と相手の行為の随伴性が、時間と空間を経ても保持され、その再現要求が、随伴性が成立した際の他者を含めた文脈に無関係な行為に変容してしまうことが、挑発行為を成立させる一因となっていることが考えられるのである。

3-3：振る舞いとしての他者理解、および愛着関係の質と対象

ここでは、社会的相互作用行動の第1・2・3・4期それぞれにおいて、A児の振る舞いとしての他者理解と、愛着関係の質と対象を検討する（Table 18参照）。

Table 18 A児における社会的相互作用行動と，他者の振る舞いとしての理解，および愛着関係の質と対象の関連

社会的相互作用行動による時期区分	他者の振る舞いとしての理解	愛着関係の質		愛着の対象
		愛着対象に求める内容	何のために愛着関係を求めるのか	
第1期 2;11～3;3 社会的相互作用行動が未成立	行動や場面と相対的に独立した形での他者認識が未成立	眼前での母子分離をしないことを求める	場面変化に対する抵抗	母親のみに愛着
第2期 3;4～5;1 主導権を大人が持つ社会的相互作用行動	行動・場面と快―不快の随伴性の理解と他者認識が介在しないことによるその変動	具体的行動を求める	自らに快の情動を引き起こすため	愛着対象の拡大
第3期 5;2～5;9 自分の行為と相手の行為の随伴性を文脈に無関係に再現	行為主体としての他者認識 他者の行為の自分にとっての意味の発見…他者の行為の意味への従属傾向		自らの不安・不快を快に転換するため	不安・不快を快に転換する際には，母親を選択的に求める
第4期 5;10～6;7 相手のプレイフルな情動を引き出す	相対的に独立した情動・意図などの心的世界を有する主体としての他者認識 相手の意図と自分の意図の対置とやりとり	心的な支えを求める（不安・不快に立ち向かう安全基地としての役割）		心的な支えを求める対象が母親以外にも拡大

第1期　この時期は，他者の振る舞いとしての理解では，行動や場面と相対的に独立した形での他者理解が未成立であることを特徴とする。例えば，「A児は手元のおもちゃをいじっている。そこで他児の母親がA児の頭に突然サンタの帽子をかぶせると，驚いて手を挙げる。すると帽子が落ち，その落ちた帽子をじっと見ている。再度母親が帽子をかぶせると，即座にそれを取り，帽子の内側をじっと見つめ，それから帽子を放り投げ，おもちゃをいじることを再開する。この間，人を注視することはない（3歳0カ月14日，VTR記録）」

というように，自分に関わるモノには注意を向けるが，そのモノと関連した他者にはほとんど注意を向けない行動が特徴的であった。社会的相互作用行動でも，やりとりを維持しようとする行動がみられないのは，自分を快や不快の状態にする行動の背景に存在する他者を，その行動や場面から相対的に独立させて理解していないためと考えられる。愛着関係では，母親が目の前で分離する際に，母親に接近維持を求める行動が出現した。「最近母親にべたべた甘え，祖父が，母親が仕事を交代するために，母親とA児がいっしょにいる部屋へ来ると，祖父の手を引いて入り口へ連れていき，祖父を出て行かせようとします（2歳11カ月28日，M日誌）」といった行動である。しかし一方で，「家族で旅行をした際に，駅前で迷子になり，結局□□方面の列車に乗車していました。おとなしかったそうで，見つかったときも本人はけろっとしていました（3歳2カ月3日，M日誌）」という事件も，同時期にみられていた。この事件は，母親への接近維持行動が，母親という他者を場面や行動から相対的に独立して認識しているから生じる行動ではないことを示唆している。この時期，母親への接近維持行動は，母親が目の前で分離する際に特徴的に生じていた。このことは，母親の物理的分離がA児にとっての場面を変化させることとなり，その変化に対する抵抗として行っていることを推察させる。つまり，母親が自分と時空間的に密着していることが日常多い結果，母親の存在はA児にとっての日常の場面に埋め込まれており，それを構成する不可欠の要素ととらえられていることが考えられるのである。

　第2期　行動や場面と相対的に独立した形での他者理解が未成立である点は，第1期と同じであるが，第2期は，行動や場面と快─不快の随伴性の理解が成立したことを特徴とする。それは一つには，社会的相互作用行動でみられたように，トランポリンのような身体的な遊びで笑顔がみられる場面が増え，トランポリンなどの特定の場面と快の情動の随伴性の理解が成立したことである。具体的には，「毎朝，学園に着くとトランポリンに一目散に走っていきます（3歳10カ月20日，T日誌）」といったように，学園という場所が即座にトランポリンによる快の情動を呼び起こす反応がみられるようになった。二つは，ある場面や行動と不快が結びつくことで，こだわりが出現したことである。「廊下に掃除機が置いてあるのですが，Aくんはそれを廊下をふさぐように横

向きになっていないと気に入らないのか，まっすぐに直すと怒ったようにすぐ横向きに直してしまいます（3歳6カ月24日，M日誌）」といった行動である。しかも，そういった行動場面と快―不快の随伴性の理解は，それを引き起こす他者理解を介在していないため，突然変動することがしばしばであった。例えば，それまで家ではある特定の牛乳が飲めるのに，学園の牛乳は一口も飲まなかったのが，「本児が牛乳に手を伸ばすので，コップに入れて差し出すと，昨日・今日と二日続いて学園で牛乳が初めて飲めました（4歳1カ月4日，T日誌）」と突然飲めるようになったり，そうかと思うと同じ時期，家では逆に，「最近家では，今まで飲めていた牛乳を飲まなくなってしまいました（4歳1カ月9日，M日誌）」というような変動が頻回に生じたのである。これは，快―不快と行動場面の随伴性を，他者理解を介在せず理解しているため，その随伴性が僅かな刺激によって変動してしまう結果と考えられるのである。

　しかし，行動場面と快―不快の随伴性の成立は，自分に快の情動を引き起こす行動や場面と付随してそれを繰り返し与えてくれる人，すなわち「○○をしてくれる人」としての愛着対象を成立させることとなった。その結果，第1期の愛着の対象が母親に限定されていたものが，「最近母親にと同じように，父親にもよく甘えてよってきて，脚の間に寝ころんだりするようになりました。なんとなく，母親に甘える時と父親に甘える時を使い分けているような気もします（3歳6カ月14日，M日誌）」，「Tが一対一で"まてまて"といいながら追いかけると，"キャー"といって逃げ，Tが途中で疲れて座り込んでいると，手を引っ張って，もっとと誘うことも出てきた（3歳4カ月1日，T日誌）」など，具体的に自らに快の情動を引き起こす行動をやってもらうために，学園の先生，家では父親，そして兄などにも接近維持を求めるようになっていった。

　第3期　この時期は，第1・2期と異なり，行為者としての他者理解が成立したことを最も大きな特徴とする。一つは先に述べた，この時期の社会的相互作用行動においてみられた行動である。そこでは，A児は，他者の行動を引き出すことを前もって予期しており，行為者としての他者理解を前提とした行動であることが指摘された。二つは，それぞれ他者を行為者として理解するため，その他者の存在だけでなく，他者の行為そのものに対する注意が喚起されたことである。例えば，「本児の隣にいるBくんを，Tが"Bちゃん，だめでしょ"

と叱っていると，その様子を10秒ほどじっと見ている（5歳1カ月15日，VTR記録)」，「隣のCくんに，Tがハンバーグを食べさせようとしていると，自分が食べるのを止めてその様子を見つめている（5歳2カ月4日，VTR記録)」というように，他者同士が関わっている行為への注視が頻回にみられた。これは，他者を行為者として理解するために，その他者の行為と別の他者の行為の随伴性に注意が向けられた結果と推察される。

　行為者として他者を理解することは，別府（1997）も指摘するように，その他者の行為の自分にとっての意味を理解することにもつながる。それは，一つには，誉められることの意味がわかるようになったことであり，二つは，他者の指示に対し，指示行為の意味を確認しようとする行動が出現したことにみられた。例えば，「給食の準備で，Tが"Aちゃん，布巾とっておいで"と言い，A児の椅子を布巾が入っている鞄がかかっている方へ向ける。すると立ち上がって鞄かけまで行くが，そこで立ち止まってしまい，一連の鞄を前にして2回Tを振り返る。"Aちゃん，鞄から出してりゃあ"と言われると，"アー"とTに向かって大きな声を出す。Tが"給食"というと，鞄を振り返り，自分の帽子を取ってそのまま椅子へ向かう（5歳2カ月4日，VTR記録)」といった場面である。椅子を鞄かけの方へ向けて取ってくるよう指示を出した際に，そちらへ向かう反応は第2期にもみられていたが，そこで何を取ってくるのか確認するためにTを振り返る行動は，第3期になって初めてみられた行動である。A児は結局帽子を取ってきており，第4期には成立する，給食準備の時間にTに指示されればそれは布巾を取ってくることであるというような，話し言葉の場面的理解はできていない。しかし，Tを2回振り返ったのは，他者を場面や行為から独立して認識し，その行為の意味を理解し始めているからこそ，手当たり次第持ってくるのではなく，Tの行為の意味を確認しようとしたための行動と考えられるのである。

　またこの時期は，他者の行為の意味を，それと相対的に独立して存在する意図や情動などの心的世界との関連でとらえられないため，その行為が持つ意味に自らの行為が巻き込まれてしまうこともみられた。具体的には，A児の場合，大人の承認がないと自分の行動を起こせないという姿が頻繁にみられた。例えば，「Tが遊戯室で集団保育をしている際に，おもちゃ一式を床に広げると，

その中にA児は自分の好きなラッパを見つけて，飛び上がって両手を叩きながら歓喜の表情をしている。しかし自分ではすぐには手が出せず，集団の渦のそとで手を伸ばしながらも取らない。すぐ自分の手の先にラッパがあっても，そして他児がほかのものを勝手に取っていても，何度もTの顔を覗き込んで，それに気付いたTが"いいよ"といって，はじめてラッパを取る（5歳2カ月4日，VTR記録）」といった行動であった。すなわち，Tが「いいよ」と言うこと＝承認であって，その「いいよ」という言葉をTがどんな気持ちで言っているのか（例えば，本当は嫌だけど言っているのか，あるいは本心から言っているのか）とは無関係に，とにかくその言葉と承認の間の一義的理解を行っていることが推察される。このTの行動と意味の一義的理解は，「最近，給食を一口ごとに，Tが"いいよ"と言わないと食べません（5歳1カ月10日，T日誌）」といった，指示待ち的な行動にまで広がっていった。

　愛着関係は，愛着対象に具体的な行動を求める点は，第2期までと同じであるが，それを不安・不快な場面で求めるようになった点が，それまでと異なる特徴である。例えば，「それまではMが身近にいなくても，他児と手をつないで歩いていたのに，今日は，山登りの登り口に来ると突然，"アーアー"と不機嫌な声を出して飛び跳ね，Mを見つけると，Mの手を引っ張って手をつなぐと登り出すことができる（5歳7カ月20日，VTR記録）」という行動である。たんに，自らに快の情動を引き起こすために，ある行動をしてほしくて愛着対象を求めるのでなく，ここでいえば，山登りといった，少し不安のある新しい場面に立ち向かう際に愛着対象と手をつなぐ行動を求めるようになったのである。これは，第2期のように，ある行動や場面を求める結果として，愛着対象に接近維持を行っていたのとは，愛着対象そのものを求めての行動である点が異なる。これは，他者を場面や行動とは相対的に独立した行為者として理解するという，この時期の他者理解の特徴を反映していると考えられる。

　第4期　この時期は，行為者として他者を理解するだけでなく，情動や意図などの独立した心的世界を有する主体として他者を理解できるようになったことが，最大の特徴である。一つは，相手の意図を考慮した上で駆け引きする行動にそれがあらわれていた。「給食で嫌いなおかずがあるからか，"ア，ア"と言ってO先生を見るが，何も言ってくれないので，今度は反対側にいるU先生

を見て，また"ア，ア"と言う。U先生は"もうちょっと（食べてね）"と言って，食べやすいようにおかずを小さくちぎって差し出す。本児はそのおかずをなかなか見ようとせず，椅子の上で飛び上がりながら，両手を叩いて，U先生を見てにたっと笑いかける。笑ってごまかそうとしているかのようであるが，U先生が無反応を装っていると，さきほどより大きな音が出るように飛び上がり，またU先生を見る。だんだんU先生が怒った表情になると，本児もうつむき加減になる。しかし少し間をおいた後，もう一度"ア，ア"と笑いながらU先生の顔をのぞき込む。それでもU先生が何も言わないと，あきらめたように椅子に座り，器を手に入れておかずをなめはじめる（6歳5カ月7日，VTR記録）」という行動である。第2期の，大人の行動と一義的に意味理解をしていた時期であれば，怒った口調＝叱られているという理解で終わっていたのだが，この時期になると，行動の背景にある意図の存在を理解できるため，その意図を変えようと試みる姿がみられたのである。

　他者を心的世界を有する主体として認識できることは，愛着関係にも大きな変化をもたらした。それは，愛着対象が，不安・不快に立ち向かう安全基地としての役割を果たすようになったことであり，その背景に，愛着対象に具体的な行動を求めるのでなく，心的な支えを求めるようになったことが挙げられる。例えば，A児が他児を叩き，その反撃にあって恐くて，その他児のいる近くの自分の椅子にもどれず部屋のすみに座り込んでいる時，「しばらくしてから，Tが自分の椅子に座ったまま"Aくん"というと，A児は自分から立ち上がりTのところへ行き，怒っている他児を見ていったん躊躇するが，そこでTが椅子を指さすとそれをきっかけに椅子に座ることができる（5歳10カ月0日，VTR記録）」ような行動がみられた。第3期のように，手をつなぐなどの具体的な行動を求めるのでなく，ただ座っていて声をかけてくれるだけで不安に立ち向かう行動がとれたのである。これは，愛着対象に普遍的安心感を感じることができたためと考えられる。すなわち，愛着対象の心的世界を理解できるがゆえに，具体的な行動ではなく心的な支えを求めることができた結果と推察される。また心的な支えを理解できる結果，その愛着対象は拡大し，「昨日，学園がお休みだったので幼稚園へ行きました。車で送っていったのですが，Tに"お母さん，バイバイは？"と言われ，いつもなら大泣きしていたのに，素直

にバイバイしたのにはびっくりしました（6歳2カ月6日，M日誌）」というように，母親以外にも，先生にも心的支えを求められるようになっていったのである。

3-4：挑発行動と他者の振る舞いとしての理解，愛着関係との関連

挑発行為と，他者の振る舞いとしての理解，愛着関係との関連を検討することで，挑発行為がもつ発達的意味と障害について考察する。

一つは，挑発行為が出現した第3期には，情動や意図などの心的世界を有する主体としての他者理解はまだ成立していないことの意味である。これは，挑発行為を社会的相互作用行動との関連で検討したところで指摘したように，挑発行為を行う自閉症児は，杉山（1990）の指摘とは異なり，怒りなどの他者の心的世界をまだ理解できない段階にあることを示している。他者の心的世界が理解できないが，自分の行動と他者の行動の随伴性の理解を，時間と場所を違えても保持できるようになったため，他者の心的世界とは無関係に，とにかく自分の行動に他者の行動を随伴させようとする中で，挑発行為が生じたと考えられる。だからこそ，他者の心的世界とは無関係に，他者が自分にできるだけ大きな反応を起こしてくれること，例えば静かに笑っているよりも，大きな声で怒られた方が，随伴性の再現欲求を満たすことになると推察されるのである。

二つは，情動や意図などの心的世界を有する主体としての他者理解の成立と，挑発行為の消失との関連である。A児の場合，第3期から第4期にかけて，心的世界を有する主体としての他者理解が成立すると，挑発行為は消失していき，両者の連関が示唆された。このことは，自閉症の挑発行為を，その社会的相互作用行動と他者理解の発達の一プロセスとして把捉する視点を提示する。そして，この第3期から第4期への他者理解の変容は，愛着関係の質が，具体的な行動を求める時期から心的支えを求める時期へ変容することと時期を同じくしている。これは，挑発行為に対する指導・援助を考える際に，愛着関係の質の変容をはかるというアプローチが存在することを示唆している。杉山（1995）は，挑発行為には，それに直接対決をして叱るのでなく，むしろ叱責をひかえ誉め言葉を多くすることが重要であると指摘している。別府（1994）は，愛着関係の変容を論じる中で，快の情動と随伴した行動や場面の中で相手が誉めた

り共感することが，快の情動共有経験を生み出し，この快の情動共有経験を多くの人と多くの場面でもつことが，愛着対象を行動や場面に結びつけるだけでなく，その背景にある情動や意図を有する主体として認識させることになること，そしてそれが心的支えを求める関係への変容と連関していることを指摘している。その意味では，杉山（1995）の指摘は，単に叱らず誉めるという技術論ではなく，愛着関係を変容させ，ひいては他者理解を変容させるという，機能連関的なアプローチを示唆しているともいえる。

　三つは，しかし挑発行為が，行為者としての他者理解と連関して出現していることの意味である。前にふれたように，健常児でもこういった他者理解の成立と時期を同じくして，相手が叱ることを予期してある行動を行うことはみられる（麻生，1992）。しかしそれは，他者とのコミュニケーション，あるいはゲームとして行っており，だからこそ木下（1995）のいう，態度の二重化が大人の側にある場合でしか行われないし，頻回に繰り返されることもない。それに対し，A児の場合，怒られても執拗に繰り返す挑発行為は，他者との，双方向的なコミュニケーションやゲームにはなっておらず，一方通行である。こういった差異はどのようにして生じるのであろうか。そこで一つ検討すべきなのは，この第3期にみられる，他者の行為の意味に従属する行動の存在である。本事例の場合，一口ごとに「いいよ」と言われないとご飯を食べないように，大人の行動（ここでいえば，「いいよ」と言うこと）＝承認，という意味を発見すると，その意味に自らの行動のすべてを従属させてしまう傾向がみられた。Bemporad（1979）は，高機能自閉症者の幼児期の回想を報告し，彼らにとって，幼児期はたえがたい騒音と異臭に満ちた恐ろしい世界で，特に生き物や他の人々は恐ろしく，教室ではいつも自分が破壊されてしまうのではないかと恐れていたということが述べられている。障害をもたない子どもの場合，母子一体感が前提としてあり，そこから母子分離をしていくことと平行して相互主観性を獲得していく（例えばTraverthen & Hubly, 1979）。そのため，行為者としての他者理解が成立することは，それに引き続き，他者の心的世界の理解へと進んでいくことが推察される（例えば，麻生，1992）。自閉症児の場合，さきほどふれたように，周りの世界が混沌とした脅威でしかなかったとすれば，行為者としての他者理解が成立することは，他者の存在や行為が，母子一体感

の前提を欠いたまま，地に対する図の関係として，この時期に急激にA児の前に出現したとも考えられる。だからこそ，世界の中で意味あるものとして突如出現した他者の存在や行為に，自らを従属させる行動をとらざるをえなくなるのではないだろうか。そういった，行為者としての他者理解が成立するプロセスの違いが，自閉症と健常児の間には存在していることが推察されるのである。

　以上，第6章・第7章では，日誌的観察を用いて自閉症幼児の他者理解と愛着を検討してきた。そしてその結果，自閉症幼児も，愛着の質の変容に伴い，行為者としての他者理解や，心の存在を理解するレベルの他者理解は成立することが明らかとなった。それでは，健常児においては他者理解と連関して成立すると考えらえる自己認知は，自閉症幼児においてどのように形成されているのであろうか。そこで第8章では，鏡像認知を指標に，自閉症幼児の自己認知の問題を検討することとする。

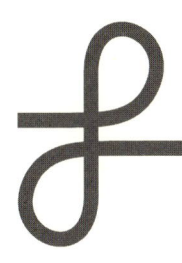

第8章
自閉症幼児における鏡像認知

第1節 問　題

　「心の理論」欠損仮説（例えば，Frith, 1989）にみられるように，自閉症の他者理解には，さまざまな障害が存在することが指摘されている。しかし一方で，就学前の話し言葉をもたない自閉症幼児においても，行為者としての他者理解や，心の存在を理解するレベルの他者理解は形成可能であることが示唆された（第6章・第7章）。また，園原（1980）が指摘するように，一般に健常児の発達においては，他者概念の成立と自己概念の成立，自他分化は密接な連関があると考えられている。子安・木下（1997）やMoore（1996）も，自閉症の他者の心の内容の表象的理解を行う前提として，他者の心の存在をどのように理解するのかという問題があること，そしてそれは"自己―他者"という枠組み，すなわち自他分化の問題と関わっていることを指摘している。このように，自閉症の他者理解の問題を考える上で，どのように自己認識が成立しているのか，あるいは障害されているのかという問題は検討に値すると思われる。

　自閉症の自己認識で，具体的にそれを調べる測度を用いて検討されているものは多くない。その中で，話し言葉をもたない発達遅滞を伴う自閉症の幼児を対象にしたものでは，Gallup（1970）が開発した，自己の鏡像認知を調べるマーク課題が挙げられる。そして自閉症を対象とした具体的な研究としては，Newman & Hill（1978），Dawson & McKissick（1984），Spiker & Ricks（1984）がある。前述のように，マーク課題とは，被験者が鏡を見ていないところで，被験者の鼻などに肌の色と違うマーク（例えば，赤色のルージュ）を実験者が付け，その後，鏡を見せた時に，自分の鏡像を手がかりに自分の鼻に

ついたマークを拭き取れるかどうかをみる課題である。マークを拭き取ることは，鏡像を自己像と認識しているから可能なのであり，よって視覚的な自己認知が成立している指標とされたのである。

　この自閉症児のマーク課題を用いた研究結果は，おおむね以下の三点にまとめられる。一つは，自分の顔に付いたマークを拭き取ることで示される自己認知は，自閉症児でも可能であるということである。Newman & Hill（1978）では，CAが5歳5カ月から11歳4カ月まで（平均8歳9カ月）の自閉症男子7名中6名（85.7％）が，Spiker & Ricks（1984）では3歳7カ月から12歳8カ月まで（平均7歳7カ月）の自閉症児52名（男45名・女7名）中36名（69.2％），Dawson & McKissick（1984）では，他の2研究より低年齢の4歳1カ月から6歳8カ月まで（平均60.60カ月）の自閉症児15名（男12名・女3名）中11名（73.3％）が，自己認知を示したことを明らかにした。二つは，しかしいずれの研究でも，健常児ではみられる自己意識行動が，自閉症児ではみられなかったということである。自己意識行動とは，マークのついた鏡の中の自己像を見た際に，恥ずかしがったり（coyness），困惑した（embarrassment）表情を見せることをさす。これは，健常児だけでなくダウン症でもみられる行動（例えば，Mans, Cichetti & Sroufe, 1978）であり，自閉症でのみ障害特有にみられない行動と考えられる。三つは，こういった自己認知と他の認知的能力との連関についてである。Spiker & Ricks（1984）は，話し言葉（speech）と，Dawson & McKissick（1984）は，対象の永続性との有意な連関を指摘した。

　問題は，この三つの知見をどのように統一的に解釈するかということである。特に，一つ目の知見である，自分の鼻についたマークを拭き取る行動で示される視覚的自己認知の存在と，二つ目の知見である，他者から見られる自分を意識することで生じる，恥ずかしさや困惑などの自己意識行動を行わないということの間にある矛盾である。

　健常児の場合，鏡像認知にみられる視覚的自己認知の成立は，見られる対象としての自己の成立（百合本，1981）と考えられてきた。そして，見られる対象としての自己が成立するためには，見る側である他者の視点や立場を理解することが必要であることも指摘されている（例えば，一谷，1990）。これは，

隔離飼育のチンパンジーでは鏡像による自己認知が成立しないことから，自己認知の成立には，他のチンパンジーを見たり，他のチンパンジーの視座から自分を確かめる社会的経験が必要であるとする，Gallup, McClure, Hill & Bundy (1971) の研究でも示唆されていることである。そして他者の視点を理解することは，自己と他者が，対象に対する視点をもつという意味で交換可能な同型的存在であり，しかも，それぞれ固有の視点を有する個別的存在でもあることを理解する，"自己―他者"の枠組みの理解を必要とすると考えられる。このように，他者の視点の理解を伴って視覚的自己認知が成立することによって，自己意識行動が生じる。自己意識行動は，恥ずかしさや困惑の表出であり，それは，いつもと違うマークの付いた自己像を他者が見てどう感じるかを理解できるために行うものと推察されるからである。その意味では，ここでいう，鏡像による視覚的自己認知の成立に伴う他者の視点の理解とは，心の内容の表象的理解のレベルの他者理解に該当すると考えられるのである。

　この観点からみると，健常児では，自分を他者から見られる視覚的対象として認知することと，他者がどのように自分を見ているかという他者の心の表象的理解が連関して成立していることが推察される。そしてそのあらわれの一つが，自己意識行動なのである。それに対し，自閉症児が視覚的自己認知は成立しつつ自己意識行動は行わないことは，自閉症児においてはこの両者が乖離していることを仮定させることになる。Loveland (1993) は，あるテスト中の自閉症児の観察より，自閉症児も他者から見られていることを意識した行動をとること，しかし実際には他者が本人を見つめていないなど，実際の他者の心的状態の理解としてはまちがっている場合があることを指摘した。そしてこういったことから，自閉症児は，他者から見られる視覚的対象としての自己は認知できるが，見ている他者の心的状態の内容の理解には障害がある可能性を示唆したのである。すなわち，自閉症児では，視覚的対象として自己認知を行うことが，他者の心的状態の内容の理解を伴わないため，その他者理解を必要とする自己意識行動を行わないと予想されるのである。本研究の目的は，この仮説を検討することにある。

　一方，視覚的自己認知が自閉症児にも成立するのであるなら，自分の知らないうちにマークが添付された自己像は自分ではコントロールできなかった対象

として，自閉症児自身にも，とまどいなど何らかの反応を引き起こすことが予想される。これは，自閉症児が往々にして鏡が好きで，自分の動きに随伴して動く鏡像をコントロールすることに興味がある（Newman & Hill, 1978）という指摘を考えあわせると，より可能性のあるものと推察される。しかし，その自己像の変化が他者のどんな心的状態を引き起こすかは理解できないため，恥ずかしさや困惑といった表情を生じさせないと考えられるのである。

　もしそうであれば，自閉症児は，マークの付いた自己像に対し，マークを拭き取るだけではなく，その自己像にとまどう結果なんらかの反応を示すこと，しかし他者の心的状態の内容を理解できないため，その反応を相手に伝える行動は起こさないことが予想される。本研究では，マーク添付の自己像を見た後の反応を，ビデオ記録して分析することにより，この仮説を検討することとする。

　もう一つ本研究で検討するのは，鏡像における視覚的自己認知と他の能力との連関の問題である。従来の研究は，自閉症にも自己認知が成立することを前提に，それと他の能力が連関することを，自己認知が障害特有の問題ではなく発達の中で形成されるものであることの根拠として論じている。しかし，そこで連関がみられたものは，対象の永続性（Dawson & McKissick, 1984）であったり，話し言葉（Spiker & Ricks, 1984）であったりして一貫していない。本研究では，話し言葉に焦点をあて，健常児の発達では話し言葉と同時期に獲得される応答の指さし（言語による質問に対する指さしでの応答；秦野，1983），そして「話し言葉の発達的前身」（村田，1977）であるといわれ，話し言葉や応答の指さしより発達的には先に（通常の発達でいえば，10ヵ月〜1歳ころ）獲得される，ジョイント・アテンション行動としての後方向の指さしの理解を併せて施行し，自己認知との連関を検討する。また，新版K式発達検査を施行して，発達年齢との連関も検討する。自閉症児の鏡像の自己認知が，健常児と同じように発達的に形成されるものであるなら，健常児の視覚的自己認知形成と同時期に成立する，発達年齢や話し言葉，応答の指さしと連関がみられ，指さしの理解は自己認知が成立する以前に可能となることで連関がみられないことが予想されるのである。

　本研究では以上の二点を，就学前で発達年齢1〜2歳台の自閉症児を対象に

検討することとする。

第2節 方　法

2-1：被験者

　岐阜市内の精神薄弱児通園施設K学園に1993年から1996年までの間に在園した障害児と，精神薄弱児養護学校小学部低学年（小1と小2）に在籍した障害児のうち，DSM-Ⅲ-Rの自閉症の基準を満たすもの18名である。CAは3；7～8；3で平均5；8，新版K式発達検査の言語・社会領域の発達年齢が0；11～2；4で平均1；4，認知・適応領域の発達年齢が1；1～2；4で平均1；9であった。各個人のプロフィールを，Table 19に示す。

2-2：手続き

(1)マークなしの鏡像認知課題：被験者を個別に検査室へ入室させ，ラポールを十分とった上で，実験者と向かい合って座らせる。実験者は，「ほうら，なにかな」といいながら，新版K式発達検査で用いられる鏡（縦28 cm・横35 cm）を被験者の顔がうつるように提示する。被験者が鏡を見ない場合は，「クルクル・パー」と言いながら鏡を一回転させるなどして，鏡に注意を向けるように働きかけ，それに対する反応をみる。

(2)マーク課題：(1)の後，鏡をいったん片づけ，被験者に玩具を与えて数分間遊ばせる。そして，その間に実験者は，被験者に気付かれないように赤のルージュの付いた赤いハンカチで被験者の鼻を拭き，マークとしてのルージュを添付する。それから，2分以上たったところで，実験者と向かい合って座り直し，鏡を提示し，それに対する反応をみる。なお，1分以上たっても自分の鼻についているマークをさわろうとしない場合のみ，1回だけ被験者の鼻を実験者がさわって，再度鏡を見せた。

(3)応答の指さし，後方向の指さし行動理解，話し言葉：また，関連する発達的課題を調べるために，以下の課題を施行した。一つは，応答の指さしの有無を調べる課題として，新版K式発達検査に含まれる絵指示課題（1枚の図版に，犬・自動車・人形・茶碗・鋏・魚の6個の絵が描かれており，その図版を見せ

ながら,「犬〔自動車・人形・茶碗・鋏魚〕はどれですか?」と言語で質問して,絵を指さすことで応答させる課題)と,身体各部課題(「○○ちゃんのお口(鼻,目,耳)どれ?」と言葉で質問し,自分の顔の部位を指さして答えさせる課題)を行った。二つには,後方向の指さし理解課題(別府,1996)を施行した。後方向の指さし理解課題は,シャボン玉を指さしの対象とする課題である。1回吹くと数個のシャボン玉が出る玩具を使って,被験者の前後左右に複数個のシャボン玉を吹く。そして被験者が,シャボン玉を追視する,シャボン玉に手を出してさわろうとする,実験者を見返って視線を合わせてもう一回吹くのを待つ,実験者を見返ってもう一回吹くよう要求する,のいずれかの行動を示したところで,それを,被験者がシャボン玉に興味を示したと判断し,以下のように後方向の指さし理解課題を施行する。実験者は被験者と対面した位置に座り,シャボン玉を吹いて,本児の前後左右に吹き飛ばす。被験者が前方を中心にシャボン玉を数秒見た後,実験者は被験者とのアイコンタクトを確認してから,「○○ちゃん,あれ!」と言い,被験者の後方向を凝視し手を伸ばしながら指さす。その場合,実験者の指は,被験者の顔のすぐ横に位置することになるので,指を見れば横方向を見ることとなる。この課題を各被験者に3回づつ施行した。三つは,話し言葉の有無を調べるものであり,これは通園施設の担当保母と両親から,話し言葉があるかないか,ある場合はどんな言葉をどんな文脈で使用するかを個別に聴取した。

なお,すべての課題施行はビデオ記録を行った。

第3節 結　果

3-1：マーク課題に対する反応

ここでは反応を,(1)マークを添付した鼻に気付きマークを自分で拭き取る,(2)実験者が被験者の鼻をさわってからマークに気付き拭き取る,(3)実験者が鼻をさわってもマークを拭き取らない,の三つに分け,(1)の反応のみを,視覚的自己認知が成立していると評価した。この反応分類について,ランダムに選んだ被験者10名を対象に,独立した2人の評定者がビデオ記録を見ながら評定したところ,その一致率は100.0％であった。その結果を,Table 19に示す。

Table 19 　自閉症児の発達年齢とマーク課題に対する反応

被験者,性別	生活年齢	発達年齢**		視覚的自己認知***	マーク課題に対する反応			
					マーク添付後の自己像に対するとまどい反応			
		認知・適応領域	言語・社会領域		笑顔消失	エコラリア消失	鏡回避行動	Tを見上げる
I. K. ♂	6；2*	2；4	1；9	＋	＋			
M. S. ♂	8；2	2；4	1；7	＋	＋			
O. N. ♀	6；0	2；3	2；4	＋		＋		
O. S. ♂	5；8	2；3	1；2	＋				
K. O. ♂	7；6	2；1	1；9	＋	＋			
N. S. ♂	5；11	1；11	1；2	＋	＋			
O. Y. ♀	5；3	1；10	1；6	＋			＋	
I. T. ♀	4；1	1；8	1；2	＋		＋		
T. N. ♂	5；11	1；4	1；0	＋				
K. Y. ♂	8；3	1；1	1；0	＋			＋	＋
O. Y. ♀	4；5	1；9	1；6	≒				
I. A. ♂	4；5	1；9	1；5	≒				
T. S. ♂	4；4	1；1	1；2	≒				
K. D. ♂	5；8	1；9	1；5	－				
K. A. ♀	5；4	1；7	1；2	－				＋
T. N. ♂	5；6	1；4	1；0	－				
G. T. ♂	5；4	1；2	0；11	－				
K. Y. ♂	3；7	1；1	1；1	－				

*　：5；3は5歳3カ月の略である。他も同様である。
**　：新版K式発達検査による
***：マークを拭き取った場合,視覚的自己認知があったとして＋反応,自分では拭き取れないが実験者が被験者の鼻をさわってからマークに気付き拭き取る場合を≒反応,実験者が鼻をさわっても拭き取らない場合を－反応とした

　これより，視覚的自己認知が成立していた者は，自閉症児18名中10名（55.6％）であった。先行研究では，Newman & Hill（1978）が7名中6名（85.7％），Spiker & Ricks（1984）が52名中36名（69.2％），Dawson & McKissick（1984）が15名中11名（73.3％）が視覚的自己再認を成立させていた。そこで，視覚的自己認知が成立している者と未成立の者で，本研究の結果と先行研究の結果をχ^2検定を行い比較したところ，いずれも有意な差はみられなかった（Newman & Hill〔1978〕の結果との比較では，$\chi^2=0.90$, $df=1$, n.s.；Spiker & Ricks〔1984〕の結果との比較では$\chi^2=0.59$, $df=1$, n.s.；Dawson

& McKissick〔1984〕の結果との比較では，$\chi^2=0.48$, $df=1$, n.s.）。

それに加えて，特徴的だったのは，マークの添付された自己像を鏡で見た後の反応である。マークの添付された自己像のうつった鏡を提示後の様子を，ビデオで分析した結果，以下のような反応がみられた。それは，鏡を笑顔で見ていたのが途中から笑顔が消失する（これを，笑顔消失とする；例1），最初エコラリアを発しながら鏡を見ていたのが，マーク添付の自己像を見てからエコラリアを止めて黙ってしまう（エコラリア消失とする），鏡を置いて椅子から立ち上がったり鏡から視線をそむけてしまう（鏡回避行動とする），正面に座って鏡を持っている実験者を見上げる行動（例2）である。

（例1）N. S.（男・CA 5；11）マーク添付前は，笑顔で鏡に映る自己像を見ている。マーク添付後，「〇〇ちゃん，クルクル・バー」と言いながら鏡を回転させて提示すると，最初笑顔で見ているがそこで自己像に添付しているマークに気が付いたのか，笑顔が消えて神妙な顔になる。そして，鏡を持った手をぱっと離し，自分が着ているTシャツをまくりあげて，自分のマークを拭き取ろうとする。実験者がタオルを差し出すと，再度，鏡に映る自己像を見ながらタオルで鼻を拭く。そして，タオルを机上に置いた後は，また鏡に顔を近づけて口を大きく開けた表情で，自己像をのぞきこんでいる。

（例2）K. Y.（男・CA 8；3）マーク添付後，鏡を提示すると，最初はいつものように鏡を顔にくっつけるようにしてのぞき込みながら，鏡を両手で叩いていたのだが，<u>途中でマークの付いた自己像に気付き，その瞬間に鏡を叩くのを止めて少し鏡から顔を離して自己像をのぞき込む。そして自分の鼻を一瞬さわり，その直後に，実験者に自分から視線を合わせ，そしてまたその直後に「アータタタタ！」と大声をあげながら，視線を逆に実験者からそらしてしまう。そしてその直後，再度実験者を見上げ，</u>そこで実験者がタオルを差し出すと，すぐ受け取って鏡を見ながら鼻のマークを拭き取る。（下線部分は，所要時間4秒である）

この反応分類についてランダムに選んだ被験者10名を対象に，独立した2名の評定者がビデオを見ながら評定したところ，その一致率は90.0％であった。評価が不一致だったものについては，両者が協議の上，再評価した。その結果，Table 19に示したように，視覚的自己認知を成立させた自閉症児10名

のうち，笑顔消失が4名（40.0％），エコラリア消失が2名（20.0％），鏡回避行動2名（20.0％），実験者を見上げる行動1名（10.0％）を行い，視覚的自己認知未成立の自閉症児8名においては，実験者を見上げる行動を1名（12.5％）が行ったのみであった。この笑顔消失，エコラリア消失，鏡回避行動，実験者を見上げる行動は，（例1）（例2）にみられるようにいずれも，マークの付いたいつもと違う視覚的自己像にとまどった結果の行動と考えられる。そこでここでは，こういった反応を，とまどい（confusion）反応と命名する。とまどい反応を行ったのは，視覚的自己認知を成立させた自閉症では8名（80.0％）であり，未成立の自閉症児では1名（12.5％）であった。これより，視覚的自己認知が成立する自閉症児は，マークが付いたいつもと違う視覚的自己像に対するとまどい反応を行っていることが示された。しかし，その中でも実験者を見上げる行動は1名しかみられず，しかもその見上げる行動も，（例2）に示すように一瞬見るだけのものであり，自分のとまどった状態を他者に伝える行動はほとんどみられなかった。

3-3：視覚的自己認知と後方向の指さし行動の理解，話し言葉，応答の指さし，発達年齢との関連

　視覚的自己認知の有無と，後方向の指さし行動の理解，話し言葉，応答の指さし，発達年齢との関連を検討する（Table 20参照）。

　後方向の指さし行動の理解は，別府（1996）の評価基準に従い，3試行中1回でも指さした後方向を振り返ったものを，後方向の指さし理解行動を行ったと評価した。その結果，後方向の指さし理解行動は，18名中17名においてみられた。そして，視覚的自己認知の成立しているもの10名では全員，未成立のものでも8名中7名が，指さし理解行動を示しており，後方向の指さし理解行動にみられる応答のジョイント・アテンション行動と，視覚的自己認知との間に有意な連関はみられなかった。

　応答の指さしも，新版K式発達検査の絵指示課題と身体各部課題で，1回でも指さしで正答した場合を，応答の指さしを行ったものを評価した結果，18名中4名（22.2％）が応答の指さしを行うことが示された。視覚的自己認知が成立しているか未成立かと，応答の指さしの有無で，個人内の連関を検討し

Table 20 自閉症児の後方向の指さし行動理解, 話し言葉, 応答の指さし

被験者, 性別	視覚的自己認知	後方向の指さし行動の理解	話し言葉	応答の指さし
I. K. ♂	+	+	+	+
M. S. ♂	+	+	+	
O. N. ♀	+	+	+	+
O. S. ♂	+	+		
K. O. ♂	+	+	+	
N. S. ♂	+	+	+	+
O. Y. ♂	+	+	+	
I. T. ♀	+	+	+	
T. N. ♂	+	+		
K. Y. ♂	+	+		
O. Y. ♀				
I. A. ♂		+		+
T. S. ♂		+		
K. D. ♂		+		
K. A. ♀		+		
T. N. ♂		+		
G. T. ♂		+		
K. Y. ♂		+		

〔註〕+はその行動を行った者を意味する

たところ，有意な連関はみられなかった（$\chi^2=0.58$, $df=1$, n.s.）。

　話し言葉については，日常生活の中でコミュニケーションに資する言葉が一語でもある場合，話し言葉を有すると評価した。その結果，18名中7名（38.9％）が話し言葉を有しており，その7名はすべて視覚的自己認知を成立させているものであった。そこで，視覚的自己認知が成立しているか未成立かと，話し言葉の有無で，個人内の連関を検討したところ，有意な連関がみられた（$\chi^2=6.46$, $df=1$, $p<.05$, Yatesの修正による）（Table 21参照）。

　発達年齢については，新版K式発達検査の認知・適応領域と言語・社会領域に分けて検討する。その結果，言語・社会領域については視覚的自己認知の有無との連関はみられなかったが，認知・適応領域については，1；10以上か1；10未満かと，視覚的自己認知の成立と未成立で，個人内の連関を検討したところ，有意な連関が示された（$\chi^2=6.46$, $df=1$, $p<.01$, Yatesの修正によ

Table 21　視覚的自己認知と話し言葉の有無との個人内連関

	視覚的自己認知あり	視覚的自己認知無し
話し言葉あり	7	0
話し言葉無し	3	8

Table 22　視覚的自己認知と新版K式発達検査の認知・適応領域の発達年齢との個人内連関

	視覚的自己認知あり	視覚的自己認知無し
1歳10カ月以上	7	0
1歳10カ月未満	3	8

る）（Table 22 参照）。

第4節　考　察

　まず，視覚的自己認知が成立した自閉症児が，マークの添付した自己像にとまどい反応を示した結果について考察する。これは，従来の研究では指摘されなかった反応である。これは，いつもと違う鏡にうつった自己像に対してとまどうがゆえの反応であり，その意味では，本研究の被験者も，鏡像を自己像として認知していることを示していると考えられる。しかし一方で，このとまどい反応は，健常児が示す恥ずかしさや困惑といった，自己意識行動とは質的に異なるものでもある。Lewis, Sullivan, Stranger & Weiss (1989) は，自他分化とそれによる自己認識を伴う自己意識情動としての困惑と，それを必要としない情動としての警戒（wariness）を区別している。そして，困惑は，自分のとまどいを他者がどのように感じるかを意識するため，対象を見て微笑みながら視線を回避する行動としてあらわれるが，警戒は自分のとまどいをあらわすのみであるため，対象を見ることで突然それまでの発声や行動を止め，中性的な表情で対象を見つめた後，視線を回避する行動となるとしている。本研究でとまどい反応として取り上げた各指標は，Lewis et al. (1989) のいう警戒に相当するものであり，その意味では，自他分化とそれに伴う自己や他者認識を必要としないものであることが推察されるのである。

　また，とまどい反応が，それを他者に伝達する行動（例えば，他者を見る）

をほとんど伴わなかっていなかったことは興味深い。自閉症児のジョイント・アテンション行動を調べた研究では，自閉症児は他者が指さす対象に同時に注意を向けること（simultaneous looking）は可能であるが，他者がその対象に注意を向けていることをチェックする行動（例えば，指さした対象を見ながら，その対象を相手も見ているかどうかを振り返ってチェックする）を伴うことで示される共有する行動（sharing）には，障害特有の困難を抱えていることが指摘されている。Tomasello（1995a）は，共有する行動の成立が，他者を伝達意図を有する行為者（intentional agent）として把捉するという他者認識の変化によるものであるとしている。本研究での実験者を見上げる反応は，（例2）でいえば，マークの付いた自己像を見た後，右斜め前にいる実験者に視線を移し，そのままさらに誰もいない右側方へ視線を移していくといった反応であった。その意味では，この実験者を見上げる反応は，右側方へ視線を移す途中で一瞬実験者を見るのみであり，自分のとまどいが実験者に共有されたかどうかを確認する行動は伴っておらず，Tomasello（1995a）のいう共有行動とは異なる。以上のことは，本研究の結果が，他者の心の表象的理解の困難を示すというより，その発達的前提である，自らのとまどいを共有できる存在としての他者認識の困難を反映したものであるとする可能性を示唆している。いずれにしてもこの他者の心的世界の理解の障害は，「心の理論」欠損仮説とも関連する問題でもあり，今後さらに検討を深めることが求められる課題であるといえる。

　Loveland（1993）はこの点に関して，Neisser（1988）の5種類の自己知識に依拠した，一つのモデルを提案している。ここでいう五種類の自己知識とは，Gibson（1979）の生態学的知覚論が，あらゆる知覚現象を，知覚の対象と知覚者自身の共知覚として把捉していること，つまり，人が対象を知覚する際には，知覚し運動する主体としての自己に関する何らかの知覚を伴うという考えに基づいたものである。そして五種類の自己知識のうち，環境知覚に随伴する形で生起する生態学的自己（ecological self）と，対人的社会的環境の知覚に随伴する形で生起する対人的自己（interpersonal self）の二つの自己知識を，健常児の場合，生後初期から存在するものとして挙げている。Loveland（1993）は，自閉症児は空間の移動に特に障害がないように，生態学的自己は

障害されていないが，対人的自己に重篤な障害を受けているところに，その本質的な特徴があると仮説している。そして，鏡像認知は，鏡という対象の性質機能を知覚する問題であり，生態学的自己があれば成立するものであるとする。つまり，マーク課題にみられる自己認知は，生態学的自己の存在を示すものであり，対人的自己とは直接的な関係はないと考えるのである。この立場からみれば，本研究の視覚的自己認知の存在は，この生態学的自己の存在を示すものであり，他方，自己像を見て他者がどう感じるかという心的世界の内容が理解できないことは，この対人的自己の障害によるものと推察される。そして，自閉症の障害は，この対人的自己と生態学的自己が乖離しているところにあることが仮説されるのである。

　次に，視覚的自己認知と話し言葉，そして発達年齢との連関がみられたことの意味である。本研究で用いた，話し言葉の発達的前身である，後方向の指さし理解は，視覚的自己認知が未成立であっても可能であった。また，話し言葉と発達的には同時期に獲得される応答の指さしは，成立したもの自体が少なく（22.2％），後方向の指さし理解とともに，視覚的自己認知との有意な連関はみられなかった。ただし，応答の指さしについては，それが成立した4名中3名までが，視覚的自己認知が成立した者であった。発達年齢は，認知・適応領域でのみではあるが，1；10以後に視覚的自己認知成立者が多いことが明らかとなった。健常児でも，視覚的自己認知が可能となるのは，1；6以後といわれている（Lewis, 1992）。この発達年齢と話し言葉が視覚的自己認知の成立と有意な連関を示したことは，話し言葉の獲得が1歳台の発達課題であることを考慮すれば，自閉症児も健常児と同じように，1歳台の認知的な能力の獲得と連関して視覚的自己認知を獲得する可能性を示唆しているといえる。そしてこのことは，自閉症児で，Loveland（1993）のいう生態学的自己は障害を受けていないからこそ，健常児と同じ認知的発達を示す時期に，視覚的自己認知が成立することの証左とも考えられるのである。

　今後は，自閉症の自己認知を，特にその対人的自己の視点から検討すること，そしてその対人的自己と関連する他者の心的世界の理解の問題と絡めて検討する必要性を示しているといえる。Gallup, McClure, Hill & Bundy（1971）は，隔離飼育のチンパンジーでは自己鏡像認知が成立しないことから，自己概念が

社会的相互作用や他者の視座から自分を確かめることによって初めて成立することを指摘した。人間の健常児でも、一谷（1990）は、同様の指摘を、0～2歳の一事例の観察研究で行っている。そこでは、17ヵ月以後成立する、主体としての自己認識の始まりの前に、12～16ヵ月ころ、他者とのやりとりの中での自他関係についての認識が成立する時期が先行することを明らかにしている。自他関係の認識とは、例えば模倣ややりとりゲームを行うことであり、自分ができないミカンの皮むきを母親に頼む、禁じられていることをしながら母の反応をみるなどの、他者に対置されるものとしての自分の関係を確かめるような行動である。これは、谷村（1994）のいう、自他の相補性の形成を示す行動でもある。こういった他者との相互的やりとりは、ジョイント・アテンション行動にみられるように、自閉症の障害特有の弱さとして指摘される領域である（例えば、Mundy & Sigman, 1989 a）。このように、自閉症児の自己認知は、相互的やりとりや、自他の相補性などの視角を取り入れながら検討することが重要であり、そういった行動との連関の中で、従来の鏡像認知などに示される自己認知の測度も再検討されるべきであることが示唆された。

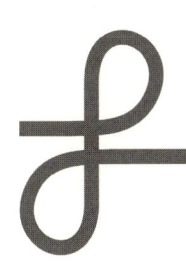

第9章
総合的考察と今後の課題

第1節　本研究のまとめと仮説的モデルの検討

1-1：応答のジョイント・アテンションと他者理解

　本研究では，自閉症幼児の他者理解を，ジョイント・アテンション，愛着，鏡像認知との関連において検討した。そして，その関連の様相を，Figure 5（p.61）に示す仮説的モデルとして提示した。以下，本研究で明らかとなった点を，仮説的モデルと対比させながら考察する。

　まず，後方向の指さし行動の理解にみられる，応答のジョイント・アテンション行動の発達と障害についてである。そこでは，自閉症幼児においても，一定の発達年齢（新版K式発達検査の言語・社会領域で1歳0カ月以上）があれば，応答のジョイント・アテンション行動が可能になること，そして，縦断研究より，それが個人差の問題ではなく，発達の中で形成されるものとして把捉できることを明らかにした。この，発達年齢と応答のジョイント・アテンション行動の連関は，0～1歳台の健常児で確認されたものと同じであった。

　一方，ジョイント・アテンション行動と他者理解の関連においては，健常児と自閉症児の違いが示された。それは，健常児の場合，応答のジョイント・アテンション行動が，伝達意図を有する行為者として他者を理解することと連関して成立するのに対し，自閉症幼児では，伝達意図という心的世界を有する存在としての他者理解ではなく，行為者としての他者理解と連関して成立するということである。これは，同じように応答のジョイント・アテンション行動を形成しても，それがどのような他者理解能力と連関して形成されるのかについては，障害特有の連関の様相が存在することを示唆するものである（第4章・

第5章)。

　これを，仮説的モデルと比較すると，応答のジョイント・アテンションは，自閉症幼児においても，個人内の発達の中で獲得されること，そしてその際に，それが他者理解を基礎とした行動として成立する点は，モデルと一致するところであった。しかし，その他者理解が，仮説的モデルでは，心の存在を理解するレベルの他者理解を想定したのに対し，結果としては，行為者としての他者理解と連関することが示され，これはモデルでの仮説と異なっていた。

　行為者としての他者理解は，第6章・第7章の日誌観察法による研究からは，他者の行為の自分にとっての意味を発見することと関連することが指摘されている。指さしも，人さし指をある方向に伸ばすという一つの型を持った行為であり，それを見た人にとって，指さされた方向を振り返るという意味を与える行為である。その点では，大人が指さす行動の背景にもっている，感情や伝達意図の内容や存在を理解せずとも，その行為の意味の理解で指さされた方向に顔を動かし，注意を向けることは可能となる。健常児の場合も，Tomasello (1995a) が指摘するように，9～12カ月ころの指さしに振り返る反応には，行為の意味の理解という同じメカニズムが含まれていることが指摘されている。しかし，一方で，Murphy & Messer (1977) が明らかにしたように，その行為の意味を適用できるのは，健常児の場合は，指さしと指さされた対象が同一視野内にある場合に限られる。すなわち，指さす指を見たら，指さした対象もすぐ発見できる場合（例えば，子どもと大人が並んでいて，前方を指さした場合）しかそれが適用できないのである。健常児が12カ月以後，本研究で用いた後方向の指さしのような，同一視野内にない対象への指さしを理解するようになるのは，行為の意味だけでなく，他者の伝達意図の存在にも気付くようになることにより可能となると考えられている。

　自閉症幼児は，健常児と異なり，行為の意味を発見した時点で，同一視野内にない対象（すなわち，後方向の指さされた対象）をも振り返ることができることが，明らかとなった。しかし，一方で，共有確認行動にみられる，他者の注意などの心的状態をチェックする行動は行わないのである。これは，二つの検討すべき課題を提示していると考える。一つは，共有確認行動がみられないという結果に示される，自閉症の，伝達意図を有する主体としての他者理解の

困難さである。そして，この問題は，「心の理論」欠損仮説との連続性を予想させるものとなる。自閉症は，「心の理論」で示される，心の内容の理解のみならず，心の存在の理解にも困難を示すところにその萌芽をみることもできるからである。

　二つは，それにもかかわらず，健常児であれば伝達意図を有する他者理解を必要とする後方向の指さし理解を，自閉症児はそういった他者理解をもたないまま成立させてしまうことの意味である。これは，行為者としての他者理解を成立させるプロセスに存在する，自閉症特有の特異性との関連を予想させる。近年，高機能自閉症者が幼児期を回想する中で（Bemporad, 1979），幼児期には周りの世界すべてが，混沌と恐怖としてしか感じられなかったことが述べられている。そして，周りの世界の中でも，予測不可能な行動を起こすヒトの存在は，特に混乱と恐怖を引き起こす対象とされている。それに対し，健常児の場合は，母子一体感を前提とし，そこから母子分離を行うプロセスの中で，自分と異なる行為者としての他者を認識していくと考えられている（例えば，麻生，1992；Traverthen & Hubly, 1979）。自閉症幼児は，健常児と異なり，情動知覚の障害（Hobson, 1993）などによって，母子一体感に代表される他者との情動的一体感の経験を十分積み上げられない。それが，ヒトを混乱や恐怖の対象とする見方を強化する。そういった中で，ヒトの行為には意味があること，そしてその意味に従うことでそのヒトとうまく関係を取り結べることを，自閉症児は発見するのである。そうであるから，その行為の意味を，健常児と違い，より大きな力を持った対人関係の道具として活用しようとするのではないだろうか。その一つとして，指さしという行為の意味も，あらゆる場面で活用しようとすることが，同一視野内にない後方向への指さしにも振り返ることを可能にするとも考えられるのである。

1-2：愛着と他者理解

　二つは，愛着と他者理解との関連である。仮説的モデルでは，愛着が，他者理解の発達的基盤を形成する役割を果たすと考えた。そして結果は，それを支持するものであった（第6章・第7章）。これは，二つの点からいえると考える。一つは，2人の就学前の話し言葉をもたない自閉症幼児の事例検討の結果，

2人とも，愛着と他者理解の間に類似した連関を示すことが明らかとなったことである（Table 16とTable 18を参照）。具体的にいえば，一つは，行為者として他者を理解することが，愛着でいえば，愛着対象に対し自分に快の情動を引き起こす具体的な行動を求めつつ，その具体的行動を不安・不快な場面で求める（それによって，不安・不快を快に転換する）レベルの成立と連関していたことである。そしてもう一つは，心的世界を有する主体としての他者理解は，愛着対象に具体的行動を求めるのでなく，心的支えを求めるようになるレベルと連関していることが示されたのである。このように，愛着の質の変容と，他者理解の質の変容は関連して発達していくことが示唆されたのである。

　もう一つは，その連関と発達的変化を生み出す契機として，複数の大人との愛着関係の存在が指摘できたことである。今述べたように，行為者としての他者理解は，不安・不快な場面で自らを快にする具体的行動を求める愛着関係のレベルと連関していた。そして，自らを快にする具体的行動を求めるレベルから，この，不安・不快な場面で自らを快にする具体的行動を求めるレベルへ愛着関係が移行する際に，自らを快にする具体的行動を単一の大人（ここでは母親）とでなく，複数の大人との間で成立させるレベルが介在していたのである。これは，次のようなプロセスの存在を推察させる。最初，自らを快にする具体的行動を愛着対象にやってもらう中で，特定の行動や場面と快―不快の情動の随伴性の理解（例えば，手足ブランコという行動と，快の情動の随伴性）が成立し始める。そして，次にその具体的行動をやってもらう愛着対象が拡大することによって，多くの愛着対象と多くの行動・場面で，快の情動を引き起こす経験ができるようになり，それが，行動や場面から相対的に独立した形での，行為者としての他者の存在を浮かび上がらせる（例えば，手足ブランコと快の情動の随伴性の理解だけでなく，手足ブランコという行為を発動する主体としての他者理解）。それによって，他者の行為の意味を発見し，自らの情動を不快から快へコントロールする他者として，愛着対象を求めうるようになる。このように，愛着対象の拡大が，愛着関係の質の深化を生み出し，それが他者理解の発達的基盤を形成するというプロセスが示唆された。これは，愛着関係の発達が，他者理解の発達的基礎となるという仮説的モデルを支持すると共に，その両者を媒介するプロセスの解明に示唆を与えるものと考えられるのである。

1-3：自己認知と他者理解

　自己認知に関しては，マーク課題にみられる，視覚的自己認知は自閉症幼児においても，話し言葉の産出や発達年齢（新版K式発達検査の認知・適応領域で1歳10ヵ月以上）と連関して成立すること，しかもその自己像にとまどう反応はみられつつ，それを他者に伝える行動は行わなかったことから，自己像を見ての他者の心的世界の内容の理解は困難であることが示唆された（第8章）。これは，健常児が視覚的自己認知と，自己意識行動にみられる他者の心的世界の内容の理解を連関して成立させるのに対し，自閉症幼児では，その両者の発達が乖離しているという，仮説的モデルを支持する結果と考えられた。

　この結果は，Loveland（1993）が述べるように，Neisser（1988）のいう生態学的自己と対人的自己から解釈することも可能である。Loveland（1993）は，対物的な環境の知覚と随伴して成立する，生態学的自己が，自閉症の場合も障害されていないとする。鏡にうつった自己像の認知は，この鏡という物理的対象の性質の理解に伴う，生態学的自己の存在を意味しているとする。一方，自閉症の本質的障害は，対人的な環境である他者の知覚と随伴して成立する，対人的自己にあると考える。この対人的自己と表裏一体である，他者が自己像をどう見ているかという他者の心的世界の理解に関わる部分は障害をもっているため，自己意識行動がみられないとするのである。この，生態学的自己や対人的自己という概念は，その実証を含め，さまざまな議論があるところである（その紹介は，遠藤，1998に詳しい）。しかし，このLoveland（1993）の論は，健常児なら連関して形成される生態学的自己と対人的自己が，自閉症の場合，乖離している点に障害の問題をみているところに特徴がある。これは，本研究で示された，視覚的自己認知と他者理解の乖離と，共通した点を問題にしていると考えられるのである。

　それでは，この発達上の乖離をどのように考えるのか。この問題を検討する際には，自己認知の有無を問うだけではなく，"自己―他者"の枠組みの形成プロセスを検討する必要があることが推察される。"自己―他者"の枠組みの理解は，自他の同型性と，相補性による個別性の理解を基礎に成立すると考えられる（例えば，麻生，1992；Hobson，1993；子安・木下，1997；谷村，1994）。そして，健常乳児で，自己認識の事例研究を行った一谷（1990）は，

17カ月以後成立する主体としての自己認識成立の前に，12～16カ月ころ，他者とのやりとりの中での自他関係の認識が形成されることを明らかにしている。一谷（1990）は，自他関係の認識の例として，模倣ややりとりゲーム，自分ができないことを母親に頼む，禁じられていることをしながら母親の反応を見る行動などを挙げている。谷村（1994）も，自他が同型的で交換可能な存在として認識する上で，ボールのやりとりのような交替遊び（Wallon, 1983）が重要であることを指摘している。これらはいずれも，他者に対置されるものとしての自分の関係を確かめる行動である。自閉症幼児が，行為者としての他者理解や，心的世界を有する主体としての他者理解を成立させる際に，こういった自他関係の認識はどのように成立するのか，あるいは障害されるのか。この連関を検討することが，他者認識と自己認識の乖離の形成メカニズムに関する知見を与えてくれることが予想されるのである。

1-4：ジョイント・アテンション，愛着，鏡像認知と他者理解の連関

本研究の結果は，ジョイント・アテンション，愛着，鏡像認知と他者理解の関連について，以下のことを明らかにした。

一つは，自閉症幼児の他者理解が，愛着関係の深化をその発達的基盤として成立し，その他者理解を基礎とした行動として，ジョイント・アテンション行動が成立するということである。これは，仮説的モデルで提示した連関と一致するものであり，基本的に健常児でも同様の関連の存在が予想されるものである（例えば，遠藤，1997）。

このことは，自閉症幼児の指導や援助に，次のような示唆を与える。それは，自閉症幼児に，ジョイント・アテンション行動や他者理解の発達を促す際に，愛着関係を発達させることから援助するアプローチが存在するということである。

例えば，ジョイント・アテンション行動についていえば，Mundy & Crowson（1997）によって，その行動が，自閉症幼児の早期療育の効果をはかる指標として有効であることが指摘されている。それは，ジョイント・アテンションが，特に低年齢の自閉症児にとって，障害特有の弱さを最も示す領域であり，だからこそ，その行動の形成の有無が，療育の効果の有無をはかる最適の指標とな

ると考えたのである。しかしそこでは，そのジョイント・アテンションを形成するために，どのような指導・援助があるのかについては十分ふれられていない。山本（1997）はそれに対し，ジョイント・アテンションを成立させる行動機能を分析し，それを個々に形成することの有効性を示唆している。そこでは，具体的に行動を形成する訓練として，①社会的刺激に対する視覚的注意を高めるための訓練，②特定の方向に注意を定位するための指や腕の運動反応形成訓練，③大人の視線の動きや自分自身の視線の動きと指さしなどの運動反応を協応させる訓練，④外界からの社会的フィードバックに対する応答性を高める訓練が取り上げられている。これは，詳細な訓練実験を通して実証されたものであり，教育・療育における具体的な指導技術としての有効性をもつと考えられる。

　一方，本研究で示された関連は，ジョイント・アテンション行動の形成が他者理解を基礎として成立し，その他者理解が愛着を発達的基盤としていることを明らかにした。このことは，ジョイント・アテンション行動形成に対し，山本（1997）と異なるアプローチが存在することを予想させる。それはすなわち，愛着関係の深化をはかる方向でのアプローチである。これは，愛着関係の発達を促すことで，それを発達的基盤として成立する他者理解の発達を促進し，それによって，ジョイント・アテンション行動を形成するものである。本研究では，この愛着関係の深化をはかるアプローチにおいて，次の二つが重要であることも明らかにした。一つは，第6章で示したように，他者理解の変容は，母親に代表される単一の養育者との愛着関係の改善だけでなされるのではなく，複数の愛着関係を形成する中で行われることである。このことは，母子関係に限定した愛着関係を治療の目的とするのでなく，複数の大人と愛着関係を取り結ぶ場（例えば，通園施設，保育所）を保障することの重要性を示唆した。二つは，そこで愛着対象との関わりの質として，自閉症児が快の情動，特に達成感を感じられる生活や活動が重要であることである。これに関して，健常児は情動的一体感の経験を前提として，愛着対象との経験を積み上げるのに対し，自閉症児は，その経験が乏しいまま，自分の接近維持行動とそれに対する愛着対象の応答の随伴性を一つ一つ積み上げて，内的作業モデルを形成している可能性が指摘された。自閉症児にとって幼児期は，周りの世界，しかもヒトは混

乱と恐怖の対象でしかない（Bemporad, 1979）とするなら，単なる抱きかかえや字義通りの受け止めだけではなく，大人の側が積極的に快の情動共有経験を作り出す働きかけも重要となろう。そのために，「何を・どこまで・どのように」やったらいいのか，意味をわかりやすく構造化して伝える環境を用意（例えばSchopler, Van Bourgondien & Bristol, 1993）し，快の情動共有経験を作りやすくすることも必要となる。こういったことは，保育所や通園施設などの，日常の療育や保育で行われるものであり，療育・保育実践を，こういった連関の視点で分析することは，今後の課題となると考える。

　二つは，健常児と異なる連関として，次の二つが示されたことである。一つは，応答のジョイント・アテンション行動が，心的世界を有する他者理解とではなく，行為者としての他者理解と連関して形成されることであり，二つは，視覚的自己認知が他者理解と乖離して成立することである。このそれぞれが意味するところについては，1-1，1-2でふれた。応答のジョイント・アテンション行動が行為者としての他者理解と連関して形成されることは，指さしという行為の意味の発見が，それ以前のヒトとの関係が，健常児の母子一体感と異なり，ヒトを混乱と恐怖の対象としてしかとらえられない中でなされるため，その意味をあらゆる場面で活用しようとするためではないかと考察した。また，視覚的自己認知が他者理解と乖離することは，"自己―他者"の枠組みを形成プロセスから検討する中で，そのメカニズムが解明される可能性を示唆した。これはいずれも，今後実証すべき課題であると考える。

　ただし，こういった機能連関の視点を分析に導入したことで，この健常児と異なる連関に示される，自閉症特有の課題が明らかになったことは重要である。個別の機能を検討するだけでは，例えば，自閉症幼児が応答のジョイント・アテンション行動を成立させるということで終わってしまう。しかし，他者理解と関連させることで，同じ応答のジョイント・アテンション行動が成立しても，自閉症児は健常児と異なる内容とメカニズムをもっている可能性が示されたのである。

　そして，この自閉症特有の内容とメカニズムの解明は，指導や援助に対しても示唆を与える。例えば，応答のジョイント・アテンション行動が，行為者としての他者理解しか伴っておらず，その行為の意味をあらゆる場面に適用しよ

うとする結果，成立することについて考えてみよう。健常児の場合，応答のジョイント・アテンション行動は，伝達意図を有する主体としての他者理解を伴って形成される。そして，心的世界を有する他者理解は，自分の心的世界への気付きも伴う。それが，意図やつもりの成立である。このように健常児の場合は，他者の心的世界の存在の理解が自らの意図の成立を伴うがゆえに，ある時には他者の心的世界を受け入れ，ある時には拒否するなど，自分の意図をそれに対置させた対応をとることができる。ところが，自閉症幼児の場合，同じ応答のジョイント・アテンション行動が成立しても，それは行為の意味の理解によってでしかない。そしてその際には，他者の心的世界の理解のみならず，自分の意図を有することもいまだ困難であることが推察されるのである。そのように考えると，自閉症幼児の場合は，行為の意味に自分の意図を対置させられないがゆえに，行為の意味を発見すると，それに敏感に反応し自らが支配される状態を生み出しやすいことが予想される。第7章では，先生が「いいよ」と言うこと＝承認，という意味を発見した結果，何をするにも「いいよ」と先生に言ってもらわないと行動が起こせない，指示待ち傾向を示すようになった自閉症幼児の事例を紹介した。行為の意味の発見は，本来さまざまな社会的な行動を成立させるものであるが，自閉症幼児の場合，それを次々と広げることだけでは，その連関の障害特異性のゆえにあらたな問題を生み出す可能性が示唆されたのである。

第2節　自閉症幼児における他者理解の形成

　仮説的モデルでは，自閉症幼児の他者理解を，三つのレベルに分けることを提案した。一つは，行為者としての他者理解のレベル，二つは他者の心の存在を理解するレベル，三つは他者の心の内容の表象的理解を行うレベルである。
　本研究では，この三つのレベルを想定することで，話し言葉をもたない，知的障害を伴う自閉症幼児においても，他者理解を検討することを可能にすることを明らかにできた。具体的には，「心の理論」課題やあるいはふり遊びなどに示される，他者の心の内容の表象的理解はいまだできないが，しかし発達の中で，行為者としての他者理解や心的世界を有する主体としての他者理解は，

自閉症児でも成立することが示されたのである。

　特に，自閉症幼児も，心的世界を有する主体として他者を理解できるようになることを明らかにしたことは重要と考える。近年の，「心の理論」欠損仮説の隆盛の背景には，「人々との情緒的接触を通常の形で形成していく生得的な能力を持ち合わせないで，この世に生まれてきた」(Kanner, 1943) という，自閉症に対する一般的印象をさらに強化し，場合によっては，他者理解すべてが困難であるという誤解を流布しかねない現状がある。そういった自閉症をめぐる状況においては，自閉症児も心的世界を有する主体としてのレベルの他者理解は可能であることを示した意味は少なくない。すなわち，本研究で示唆されたことは，自閉症児は，他者の心の理解そのものが欠けている障害なのではなく，発達の中で少なくともあるレベルまでは獲得していける存在だということを示唆している。それが，行為者としての他者理解，そして心の存在を理解するレベルの他者理解である。自閉症幼児が，心の存在を理解するレベルの他者理解をもっていると想定すれば，例えば，さまざまな問題行動や逸脱行動の背景に，行動や場面の背景に他者の心や意図があることはわかるが，その心的世界の内容がわからないために，どうしていいかわからず，苦しんでいる姿があることも予想されるのである。これは，自閉症の指導や援助とも密接に関わった問題であり，その側面からさらに検討すべき課題である。

　また，この他者理解を三つのレベルに分けたことは，自閉症幼児の他者理解を調べる方法論的な問題としての意味も有していると考えられる。麻生 (1997) は，「心の理論」研究をふり遊びを中心に概観しながら，そこに欠けているのは，「心の理論」研究のベースとなる，理論を持つ主体としての子ども自身が，自分自身や対象世界をどのように対象化しているかを議論の枠外に置いていることであると指摘する。そして，周囲の人々との社会的な交流を通して，乳児がどのように"自己―他者"の枠組みや周囲の世界を体制化していくかを発達的な視点から丁寧に議論することの必要性を論じている。これは，「心の理論」欠損仮説への批判として第1章・第2章で指摘した，木下 (1995)，子安・木下 (1997)，Raver & Leadbeater (1993) と共通する議論である。そこでは，「心の理論」欠損を前提に，トップダウン的にその起源を遡るアプローチではなく，こういった"自己―他者"関係や対象世界の体制化

が，どこまでどのようになされるのかを調べる，ボトムアップ的なアプローチが必要であることが示唆されている。そして，ボトムアップ的にアプローチするからこそ，心の内容の理解に先行する二つのレベル（心の存在を理解するレベル・行為者としてのレベル）を想定することが有効なのである。このアプローチは，トップダウン的アプローチではみえてこなかった，自閉症幼児の他者理解の可能性を開示することとなった。今後は，自他関係の理解などの要因も含み込んだ形で，さらに研究を積み上げる必要があると考える。

引用文献

Ainsworth, M. D. S., Blehar, M. C., Waters, E., & Walls, S. (1978). *Patterns of attachment : A psychological study of the stranger situation.* Erlbaum.

荒木穂積. (1985). 発達と保育を考える. 平安女子短期大学付属幼児教育研究所どんぐり教室（編）. どんぐり教室の子どもたち―「話しことば獲得期」の保育のこころみ. (pp. 236-308), 三和書房.

麻生武. (1980). 子どもの他者理解―新しい視点から. 心理学評論, **23**, 135-162.

麻生武. (1992). 身ぶりからことばへ. 新曜社.

麻生武. (1997). 乳幼児期の"ふり"の発達と心の理解. 心理学評論, **40**, 41-56.

Aurnhammer-Frith, U. (1969). Emphasis and meaning in recall in normal and autistic children. *Language and Speech,* **12**, 29-38.

Bakeman, R., & Adamson, L. B. (1984). Coordinating attention to people and objects in mother-infant and peer-infant interactions. *Child Development,* **55**, 1278-1289.

Baron-Cohen, S. (1988). Social and pragmatic deficits in autism : Cognitive or affective? *Journal of Autism and Developmental Disorders,* **18**, 379-402.

Baron-Cohen, S. (1989). Perceptual role-taking and protodeclarative pointing in autism. *British Journal of Developmental Psychology,* **7**, 113-127.

Baron-Cohen, S. (1991 a). Precursors to a theory of mind : Understanding attention in others. In A. Whiten (Ed.), *Natural theories of mind.* (pp. 233-251), Oxford : Basil Blackwell.

Baron-Cohen, S. (1991 b). Do people with autism understand what causes emotion? *Child Development,* **62**, 385-395.

Baron-Cohen, S. (1992). Out of sight or out of mind? Another look at deception in autism. *Journal of Child Psychology and Psychiatry,* **33**, 1141-1155.

Baron-Cohen, S. (1995). *Mindblindness : An essay on autism and theory of mind.* MIT Press.

Baron-Cohen, S., Leslie, A. M., & Frith, U. (1985). Does the autistic child have a "theory of mind"? *Cognition,* **21**, 37-46.

Baron-Cohen, S., Leslie, A. M., & Frith, U. (1986). Mechanical, behavioral, and Intentional understanding of picture stories in autistic children. *British Journal of Developmental Psychology,* **4**, 113-125.

Baron-Cohen, S., Spitz, A., & Cross, P. (1993). Do children with autism recognise surprise? : A research note. *Cognition and Emotion,* **7**, 507-516.

Baron-Cohen, S., Cox, A., Baird, G., Swettenham, J., Nightingale, N., Morgan, K., Drew, A., & Charman, T. (1996). Screening for autism in a large population at 18 months of age : An investigation of the CHAT (CHeck list for Autism in Toddlers). *British Journal of Psyichatry,* **168**, 158-163.

Bates, E. (1976). *Language and context.* Academic Press.

Bemporad, J. R. (1979). Adult recollections of a formerly autistic child. *Journal of Autism and Developmental Disorders,* **9**, 179-197.

別府　哲.（1991）. 自閉性障害児の発達と指導（Ⅰ）：愛着対象の形成，遊び，自我の発生との関連による事例検討. 岐阜大学教育学部研究報告（人文科学）第39号, 117-134.

別府　哲.（1992）. 自閉性障害児の発達と指導（Ⅱ）：就学前幼児における応答的共同注意を中心とした発達連関的検討. 岐阜大学教育学部研究報告（人文科学）第40号, 270-283.

別府　哲.（1993）. 自閉性障害児の発達と指導（Ⅲ）：愛着対象の形成における質的変化に注目して. 日本特殊教育学会第31回大会発表論文集, 514-515.

別府　哲.（1994）. 話し言葉をもたない自閉性障害幼児における特定の相手の形成. 教育心理学研究, **42**, 156-166.

別府　哲.（1996）. 自閉症児におけるジョイントアテンション行動としての指さし理解の発達―健常乳幼児との比較を通して. 発達心理学研究, **7**, 128137.

別府　哲.（1997）. 自閉症児の愛着行動と他者の心の理解. 心理学評論, **40**, 145-157.

Bettelheim, B. (1967). *The Empty Fortress : Infantile Autism and the Birth of the Self.* Macmillan. 黒丸正四郎・岡田幸夫・花田雅憲・島田照三（訳）.（1973, 1975）. 自閉症・うつろな砦1・2, みすず書房.

Bowlby, J. (1973). *Attachment and Loss : Vol. 2, Separation.* Basic Books.

Bowlby, J. (1982). *Attachment and Loss : Vol. 1, Attachment.* (revised edition) Hogarth Press ltd. 黒田実郎・大羽蓁・岡田洋子・黒田聖一（訳）.（1991）. 母子関係の理論1・愛着行動. 岩崎学術出版.

Bruner, J. (1983). *Child's Talk-Learning to Use Language.* Oxford University Press. 寺田晃・本郷和夫（訳）.（1988）. 乳幼児の話しことば. 新曜社.

Bruner, J., & Sherwood, V. (1983). Thought, language and interaction in infancy. In J. D. Call, E. Galson & R. L. Tyson (Eds.), *Frontiers of Infant Psychiatry.* (pp. 38-55), Basic Books.

Buitelaar, J. K. (1995). Attachment and social withdrawal in autism : Hypotheses and findings. *Behaviour,* **132**, 319-350.

Butterworth, G., & Jarret, N. (1991). What minds have in common is space : Special mechanisms serving joint visual attention in infancy. *British Journal of Developmental Psychology,* **9**, 55-72.

Cantwell, D. P., Baker, L., Rutter, M., & Mawhood, L. (1989). Infantile autism and developmental receptive dysphasia : A comparative follow-up into middle childhood. *Journal of Autism and Developmental Disorders,* **19**, 19-32.

Capps, L., Sigman, M., & Mundy, P. (1994). Attachment security in children with autism. *Development and Psychopathology,* **6**, 249-161.

Curcio, F. (1978). Sensorimotor functioning and communication in mute autistic children. *Journal of Autism and Childhood Schizophrenia,* **8**, 281-292.

Dawson, G., & McKissick, F. C. (1984). Self-recognition in autistic children. *Journal of Autism and Developmental Disorders,* **14**, 383-394.

Dennett, D. (1978). *Brainstorms : Philisophical essays on mind and psychology.* Bradford Books.

Desrochers, S., Morissette, P., & Richard, M. (1995). Two perspective on pointing in infancy. In C. Moore, & P. Dunham (Eds.), *Joint attention : It's origin and role in development.* (pp. 85-101). Lawrence Erlbaum Associates.

Dissanayake, C., & Crossley, S. A. (1989). Behaviour in children with early infantile autism : Responsiveness to people. In P. Lovibond & P. Wilsson (Eds.), *Clinical and abnormal psychology.* (pp. 221-232). Elsevier Science Publishers.

Dissanayake, C., & Crossley, S. A. (1996). Proximity and sociable behaviours in autism : Evidence for attachment. *Journal of Child Psychology and Psychiatry,* **37**, 149-156.

Dissanayake, C., & Crossley, S. A. (1997). Autistic children's responses to separation and reunion with their mothers. *Journal of Autism and Developmental Disorders,* **27**, 295-312.

遠藤利彦. (1997). 乳幼児期における自己と他者, そして心―関係性, 自他の理解, および心の理解の関連性を探る―. 心理学評論, **40**, 57-77.

遠藤利彦. (1998). 乳幼児期における親子の心のつながり―心の発達を支えるものとしての関係性. 丸野俊一・子安増生 (編). 子どもが「こころ」に気づくとき. (pp. 1-31), ミネルヴァ書房.

Ferrari, M., & Matthews, W. S. (1983). Self-recognition deficits in autism : Syndrome-specific or general developmental delay ? *Journal of Autism and Developmental Disorders,* **13**, 317-324.

Fombonne, E., Siddon, F., Achard, S., Frith, U., & Happé, F. (1994). Adaptive behaviour and theory of mind in autism. *European Child and Adolescent Psychiatry,* **3**, 176-186.

Frith, U. (1989). *Autism : Explaining the Enigma.* Basic Blackwell.

Frith, U., Happé, F., & Siddons, F. (1994). Autism and theory of mind in everyday life. *Social Development,* **3**, 108-124.

Frith, U., & Hermlin, B. (1969). The role of visual and motor cues for normal, subnormal and autistic children. *Journal of Child Psychology and Psychiatry,* **10**, 153-163.

Gallup, C. G. (1970). Chimpanzees : Self-recognition. *Science,* **167**, 86-87.

Gallup, C. G., McClure, M. K., Hill, S. D., & Bundy, R. A. (1971). Capacity for self-recognition in differentially rearded chimpanzees. *The Psychological record,* **21**, 69-74.

Gibson, J. J. (1979). *The echological approach to visual perception.* Houghton Mifflin.

花熊 暁・橋本裕子・松本由美子．(1987)．発達遅滞幼児のコミュニケーション行動に関する研究：指さし行動と認知発達の関連を中心に．愛媛大学教育学部障害児教育研究室紀要第11号，65-80．

Happé, F. G. E. (1994). *Autism : An introduction to psychological theory.* UCL Press. 石坂好樹・神尾陽子・田中浩一郎・幸田有史（訳）．(1997)．自閉症児の心の世界．星和書店．

Happé, F. G. E. (1995). The role of age and verbal ability in the theory of mind task performance of subjects with autism. *Child Development,* **66**, 843-855.

秦野悦子．(1983)．指さし行動の発達的意義．教育心理学研究，**31**，255-264．

Hermelin, B., & O'Connor, N. (1967). Remembering of words by psychotic and subnormal children. *British Journal of Psychiatry,* **58**, 213-218.

Hobson, R. P. (1993). *Autism and the development of mind.* Erlbam.

Hughes, C. H., & Russell, J. (1993). Autistic children's difficulty with mental disengagement from an object : its implications for theories of autism. *Developmental Psychology,* **29**, 498-510.

Hurlburt, R., Happé, F., & Frith, U. (1994). Sampling the inner experience of autism : a preliminary report. *Psychological Medicine,* **24**.

一谷聖子．(1990)．0～2歳における自己認知の発達―乳児・他者関係からの考察．教育心理学研究，**38**，297-305．

石井高明・若林慎一郎．(1967)．自閉症の〈同一性保持の強い要求〉にかんする考察．児童精神医学とその近接領域，**8**，427-432．

伊藤英夫．(1995)．自閉症児の母子関係の発達―Strange Situationとの関係から．早稲田心理学年報，**27**，47-54．

伊藤良子・近藤直美・木原久美子・松田景子．(1991)．母子の情動的交流遊びが自他認識とコミュニケーション活動に果たす役割：自閉的障害が疑われた幼児に対する集団指導での母子遊びを中心に．東京学芸大学特殊教育研究施設報告，**40**，95-103．

神野秀雄．(1989)．自閉症の類型化と発達過程の研究．風間書房．

金田利子・柴田幸一・諏訪きぬ．(1990)．母子関係と集団保育―心理的拠点形成の

ために.明治図書.

Kanner, L. (1943). Autistic disturbances of affective contact. *Nervous Child,* **2**, 217-250.

Kasari, C., Sigman, M., Mundy, P., & Yirimiya, N. (1990). Affective sharing in the context of joint attention interaction of normal, autistic, and mental retarded children. *Journal of Autism and Developmental Disorders,* **20**, 87-100.

木下孝司.(1995).他者の心,自分の心:心の理解の始まり.麻生 武・内田伸子(編).講座・生涯発達心理学:2 人生への旅立ち.(pp. 164-192).金子書房.

小松教之.(1978).指示行動の発達とその障害(そのⅠ)普通児・ダウン症児・自閉的傾向児の場合.京都教育大学紀要A第53号,47-71.

小松教之.(1979).指示行動の発達とその障害(そのⅢ)野生児と自閉児の記録分析.京都教育大学紀要A第55号,45-64.

子安増生・木下孝司.(1997).〈心の理論〉研究の展望.心理学研究,**68**, 51-67.

熊谷高幸.(1991).自閉症の謎・心の謎.ミネルヴァ書房.

Landry, S., & Loveland, S. (1988). Communication behaviors in autism and development ; language delay. *Journal of Child Psychology and Psychiatry,* **29**, 621-634.

Langdell, T. (1978). Recognition of faces : an approach to the study of autism. *Journal of Child Psychology and Psychiatry,* **19**, 255-268.

Leekam, S., & Perner, J. (1991). Does the autistic child have a metarepresentational deficits ? *Cognition,* **40**, 203-218.

Leslie, A. M. (1987). Pretense and representation : The origin of " theory of mind ". *Psychological Review,* **94**, 412-426.

Leslie, A. M., & Roth, D. (1993). What autism reaches us about metarepresentation. In S. Baron-Cohen, H. Tager-Flusberg, & D. J. Cohen (Eds.), *Understanding other minds : Perspectives from autism.* (pp. 83-111), Oxford University Press.

Leslie, A. M., & Thaiss, L. (1992). Domain specificity in conceptual development : Neuropsychological evidence from autism. *Cognition,* **43**, 225-251.

Lewis, M. (1992). *Shame : The exposed self.* Free Press. 高橋恵子(監訳)遠藤利彦・上淵 寿・坂上裕子(訳).恥の心理学―傷つく自己.(1997).ミネルヴァ書房.

Lewis, M., Sullivan, M. W., Stranger, C., & Weiss, M. (1989). Self development and self-conscious emotions. *Child Development,* **60**, 146-156.

Lord, . C. (1984). Development of peer relations in children with autism. In F. Morrison, C. Lord, & D. Keating. (Eds.). *Applied Developmental Psychology,* **1**. (pp. 166-230), Academic Press.

Loveland, K. A. (1993). Autism, affordance and the self. In P. Rochat (Ed.), *The*

Self in Infancy : Theory and Research. (pp. 237-253), Elsevier.

Loveland, S., & Landry, S. (1986). Joint attention in autistic and language delayed children. *Journal of Autism and Developmental Disorders,* **16**, 335-350.

Mans, L., Cichetti, D., & Sroufe, L. A. (1978). Mirror reactions of Down's syndrome infants and toddlers : Cognitive underpinnings of self-recognition. *Child Development,* **49**, 1247-1250.

Masur, E. (1983). Gestural development, dual-directional signaling, and the transition to words. *Journal of Psycholinguistic Research,* **12**, 93-109.

Moore, C. (1996). Theories of mind in infancy. *British Journal of Developmental Psychology,* **14**, 19-40.

森口奈緒美. (1996). 変光星―ある自閉症者の少女期の回想. 飛鳥新社.

Mundy, P., & Crowson, M. (1997). Joint attention and early social communication : implications for research on intervention with autism. *Journal of Autism and Developmental Disorders,* **27**, 653-676.

Mundy, P., & Sigman, M. (1989 a). Specifying the nature of the social impairment in autism. In D. Dawson (Ed.), *Autism : Nature, diagnosis and treatment.* (pp. 3-21). The Guilford Press.

Mundy, P., & Sigman, M. (1989 b). The theoretical implication of joint-attention deficits in autism. *Development and Psychopathology,* **1**, 173-183.

Mundy, P., & Sigman, M. (1989 c). Second thought on the nature of autism. *Development and Psychopathology,* **1**, 213-217.

Mundy, P., Kasari, C., & Sigman, M. (1992). Nonverbal communication, affective sharing and intersubjectivity. *Infant Behavior and Development,* **15**, 377-381.

Mundy, P., Sigman, M., & Kasari, C. (1990). A longitudinal study of joint attention and language development in autistic children. *Journal of Autism and Developmental Disorders,* **20**, 115-128.

Mundy, P., Sigman, M., & Kasari, C. (1993). The theory of mind and joint attention in autism. In S. Baron-Cohen, H. Tager-Flusberg, & D. Cohen (Eds.), *Understanding other minds : Perspective from autism.* (pp. 181-203) Oxford University Press.

Mundy, P., Sigman, M., & Kasari, C. (1994). Joint attention, development level and symptom presentation in autism. *Development and Psychopathology,* **6**, 389-401.

Mundy, P., Sigman, M., Ungerer, J., & Sherman, T. (1986). Defining the social deficits of autism : The contribution of nonverbal communication measures. *Journal of Child Psychology and Psychiatry,* **27**, 657-669.

Mundy, P., Sigman, M., Ungerer, J., & Sherman, T. (1987). Play and nonverbal communication correlates of language development in autistic children.

Journal of Autism and Developmental Disorders, **17**, 349-363.

村田孝次．(1977). 言語発達の心理学. 培風館.

Murphy, C., & Messer, D. (1977). Mothers, infants and pointing : A study of a gesture. In H. R. Schaffer (Ed.), *Studies in mother-infant interaction* (pp. 325-354). Academic Press.

内藤美加．(1997). 心の理論仮説からみた自閉症の神経心理学的研究. 心理学評論, **40**, 123-144.

Naito, M., Komatsu, S., & Fuke, T. (1994). Normal and autistic children's understanding of their own and other's false belief : A study from Japan. *British Journal of Developmental Psychology,* **12**, 403-416.

中根 晃．(1977). 自閉症研究. 金剛出版.

Neisser, U. (1988). Five kinds of self-knowledge. *Philosophical Psychology,* **1**, 35-59.

Newman, C. J., & Hill, S. D. (1978). Self-recognition and stimulus preference in autistic children. *Developmental Psychology,* **11**, 571-578.

野村東助．(1992). 自閉症における社会的障害. 野村東助・伊藤英夫・伊藤良子 (編), 自閉症児の言語指導. (pp. 1-18), 学苑社.

Ornitz, E. M., & Ritvo, E. R. (1968). Perceptual inconstancy in early infantile autism. *Archives of General Psychiatry,* **18**, 76-98.

Ornitz, E. M., & Ritvo, E. R. (1977). The syndrome of autism : A critical review. *American Journal of Psychiatry,* **133**, 609-621.

Ozonoff, S. (1994). Executive functions in autism. In E. Shopler & G. Mesibov (Eds.), *Learning and cognition in autism.* Plenum.

Perner, J., Frith, U., Leslie, A. M., & Leekam, S. R. (1989). Exploration of the autistic child's theory of mind : Knowledge, belief and communication. *Child Development,* **60**, 689-700.

Phillips, W., Baron-Cohen, S., & Rutter, M. (1995). To what extent can children with autism understand desire ? *Development and Psychopathology,* **7**, 151-160.

Phillips, W., Gómes, J. C., Baron-Cohen, S., Laa, V., & Riviere, A. (1995). Treating people as objects, agents or " subjects " : How young children with and without autism make request. *Journal of Child Psychology and Psychiatry,* **36**, 1383-1398.

Premack, D., & Woodruff, G. (1978). Does the chimpanzee have a theory of mind ? *The Behavioral and Brain Sciences,* **1**, 515-526.

Raver, C. C., & Leadbeater, B. J. (1993). The problem of the other in research on theory of mind and social development. *Human Development,* **36**, 350-362.

Reddy, V. (1991). Playing with Other's Expectations : Teasing and mucking about in the first year. In A. Whiten (Ed.) *Natural Theory of Mind : Evolution,*

Development and Simulation of Everyday Mindreading (pp. 143-158), Oxford : Basil Blackwell.

Reed, T., & Peterson, C. (1990). A comparative study of autistic subjects' performance at two levels of visual and cognitive perspective taking. *Journal of Autism and Developmental Disorders,* **20**, 555-567.

Rheigold, H., Hay, D., & West, M. (1976). Sharing in the second year of life. *Child Development,* **83**, 898-913.

Rogers, S. J., Ozonoff, S., & Maslin-Cole, C. (1991). A comparative study of attachment behavior in young children with autism or other psychiatric disorders. *Journal of the American Academy of Child and Adolescent Psychiatry,* **30**, 483-488.

Rogers, S. J., Ozonoff, S., & Maslin-Cole, C. (1993). Developmental aspects of attachment behavior in young children with pervasive developmental disorders. *Journal of the American Academy of Child and Adolescent Psychiatry,* **32**, 1274-1282.

Rutter, M. (1968). Concept of autism: A review of research. *Journal of Child Psychology and Psychiatry,* **9**, 1-25.

Rutter, M. (1972). *Maternal Deprivation Reassessed.* Penguin Press. 北見芳雄・佐藤紀子・辻 祥子（訳）.（1979）. 母親剝奪理論の功罪. 誠信書房.

Rutter, M. (1978). Language disorder and infantile autism. In M. Rutter & E. Shopler (Eds.), *Autism : A reappraisal of concepts and treatment.* (pp. 85-104). Plenum Press.

Rutter, M. (1981). *Maternal Deprivation Reassessed : second revised edition.* Penguin Press. 北見芳雄・佐藤紀子・辻 祥子（訳）.（1984）. 続母親剝奪理論の功罪. 誠信書房.

Scaife, M., & Bruner, J. S. (1975). The capacity for joint visual attention in the infant. *Nature,* **253** (5489), 265-266.

Shaffer, H., & Emerson, P. (1964). The development of social attachment in infancy. *Monographs of the Society for Research in Child Development,* **29**（3）, 1-77.

Shapiro, T., Sherman, M., Calamari, G., & Koch, D. (1987). Attachment in autism and other developmental disorders. *Journal of the American Academy of Child and Adolescent Psychiatry,* **26**, 480-484.

白石正久.（1984）. 1歳児における交互対称性の獲得について. 乳幼児保育研究, **11**, 16-34.

白石正久.（1994）. 発達障害論. かもがわ出版.

ショプラー, E. 茨木俊夫.（1987）. PEP教育診断検査. 川島書店.

Schopler, E., Van Bourgondien, M. E., & Bristol, M. (1993). *Preschool issues in*

autism. Plenum Press.
Sigman, M., & Mundy, P. (1987). Symbolic processes in young autistic children. In D. Cicchettei (Ed.), *New directions in child development : Symbolic development in atypical children.* (pp. 31-46.) Jossey-Bass.
Sigman, M., & Ungerer, J. (1984). Attachment behaviors in autistic children. *Journal of Autism and Developmental Disorders,* **14**, 231-244.
Sigman, M., Mundy, P., Ungerer, J., & Sherman, T. (1986). Social interactions of autistic, mentally retarded, and normal children and their caregivers. *Journal of Child Psychology and Psychiatry,* **27**, 647-656.
Sodian, B., & Frith, U. (1992). Deception and sabotage in autistic, retarded and normal children. *Journal of Child Psychology and Psychiatry,* **33**, 591-605.
園原太郎. (1980). 人間関係の発達. 園原太郎 (編). 認知の発達. (pp. 303-323), 培風館.
Sparrow, S., Balla, D., & Cichetti, D. (1984). *Vineland adaptive behavior scales (survey form).* American Guidance Service.
Spiker, D., & Ricks, M. (1984). Visual self-recognition in autistic children : developmental relationship. *Child Development,* **55**, 214-225.
Stern, D. (1985). *The interpersonal world of the infant : A view from psychoanalysis and developmental psychology.* Basic Books.
杉山登志郎. (1990). 自閉症―最近の研究の進歩. 精神科治療学, **5**, 1505-1515.
杉山登志郎. (1995). 自閉症児への精神療法的接近. 精神療法, **21**, 325-332.
杉山登志郎. (1998). 自閉症者の就労調査からみた臨床的問題と支援. 障害者問題研究, **26**, 243-250.
Tager-Flusberg, H. (1981). On the nature of linguistic funcioning in early infantile autism. *Journal of Autism and Developmental Disorders,* **11**, 45-56.
田中昌人・田中杉恵. (1982). 子どもの発達と診断2：乳児期後半. 大月書店.
谷村 覚. (1994). 自我の対話構造―ワロンの自我発達論. 梶田叡一 (編), 自己意識心理学への招待：人とその理論. (pp. 148-170), 有斐閣.
Tomasello, M. (1995 a). Understanding the self as social agent. In P. Rochat (Ed.), *The Self in infancy : Theory and research.* (pp. 449-460), Elsevier.
Tomasello, M. (1995 b). Joint attention as social cognition. In C. Moore & P. Dunham (Eds.), *Joint attention : It's origin and role in development.* (pp. 103-130), Lawrence Erlbaum Associates.
Traverthen, C., & Hubly, P. (1978). Secondary intersubjectivity : Confidence, confiding and acts of meaning in the first year. In A. Lock (Ed.), *Action, gesture and symbol.* Academic Press.
Wallon, H. (1983). 身体・自我・社会. 浜田寿美男 (訳編) ミネルヴァ書房.
Weeks, S. J., & Hobson, R. P. (1987). The salience of facial expression for

autistic children. *Journal of Child Psychology and Psychiatry*, **28**, 137-152.

Wetherby, A. M., & Prutting, C. A. (1984). Profiles of communicative and cognitive-social abilities in autistic children. *Journal of speech and hearing research,* **27**, 364-377.

Williams, D. (1992). *Nobody, nowhere.* Doubleday. 河野万里子（訳）. (1993). 自閉症だったわたしへ. 新潮社.

Wing, L. (1980). 自閉症児—親のためのガイドブック. 中園康夫・久保紘章（訳）, 川島書店.

Wing, L., & Gould, J. (1979). Severe impairments of social interction and associated abnormalities in children : Epidemiology and classification. *Journal of Autism and Developmental Disorders,* **9**, 11-29.

山田洋子. (1986). モデル構成をめざす現場心理学の方法論. 愛知淑徳短期大学研究紀要第 25 号, 31-50.

やまだようこ. (1987). ことばの前のことば. 新曜社.

山田洋子・中西由里. (1983). 乳児の指さしの発達. 児童精神医学とその近接領域, **24**, 239-259.

山上雅子. (1988). 発達の遅れる子どもとことば. 岡本夏木（編著）. 認識とことばの発達心理学. (pp. 85-107), ミネルヴァ書房.

山本淳一. (1997). 自閉症児における前言語的伝達行動の成立条件. 音声言語医学, **38**, 297-303.

山本政人. (1987). 乳児における視線の共有と指さしへの反応. 教育心理学研究, **35**, 271-275.

山崎晃資. (1987). 自閉症研究の歴史. 山崎晃資・栗田 広（編）, 自閉症の研究と展望 (pp. 1-25), 東京大学出版会.

百合本仁子. (1981). 一歳児における鏡像の自己認知の発達. 教育心理学研究, **29**, 261-266.

Zaitchik, D. (1990). When representations conflict with reality : The preschooler's problem with false belief and 'false' photographs. *Cognition,* **35**, 41-68.

人名索引

A

Achard, S.　15,117
Adamson, L. B.　38
Ainsworth, M. D. S.　32,41,46
荒木穂積　101
麻生　武　2,26,57,58,60,81,85,91,99,
　　106,124,132,141,161,166
Aurnhammer-Frith, U.　21

B

Baird, G.　42
Bakeman, R.　38
Baker, L.　7
Balla, D.　23
Baron-Cohen, S.　2,10,14,15,19,22,
　　25,26,27,28,31,39,40,42,44,55,103
Bates, E.　35
Bemporad, J. R.　1,141,159,164
別府　哲　51,66,81,116,124,126
Bettelheim, B.　4
Blehar, M. C.　32,41,46
Bowlby, J.　101,102,110
Bristol, M.　120,164
Bruner, J.　33,36,64,122,126
Bruner, J. S.　38
Buitelaar, J. K.　48,52
Bundy, R. A.　145,155
Butterworth, G.　38,71,78

C

Calamari, G.　46
Cantwell, D. P.　7
Capps, L.　41,46,47
Charman, T.　42
Cichetti, D.　23,54,144
Cox, A.　42
Cross, P.　15
Crossley, S. A.　46
Crowson, M.　162

Curcio, F.　35,63,116

D

Dawson, G.　52,53,54,55,143,144,
　　146,149
Dennett, D.　8
Desrochers, S.　80
Dissanayake, C.　46
Drew, A.　42

E

Emerson, P.　50,102
遠藤利彦　51,59,162

F

Ferrari, M.　52
Fombonne, E.　15,117,119
Frith, U.　1,10,11,13,15,16,18,23,
　　102,117,122,143
Fuke, T.　14

G

Gallup, C. G.　52,143,145,155
Gibson, J. J.　154
Gómes, J. C.　40
Gould, J.　7,11

H

花熊　暁　37,63
Happé, F. G. E.　11,15,19,20,21,22,
　　23,117
橋本裕子　37,63
秦野悦子　72,146
Hay, D.　38
Hermelin, B.　20,21
Hill, S. D.　52,53,143,144,145,146,
　　149,155
Hobson, R. P.　2,21,26,32,45,49,159,
　　161
Hubly, P.　141,159

180　人名索引

Hughes, C. H.　21

I

茨木俊夫　66
一谷聖子　144, 161, 162
石井高明　20
伊藤英夫　50, 110, 119, 120
伊藤良子　101, 102

J

Jarret, N.　38, 71, 78
神野秀雄　20

K

金田利子　106
Kanner, L.　1, 3, 4, 5, 7, 45, 47, 51, 52, 166
Kasari, C.　37, 39, 41, 44, 78, 80
柏木宏介　49
木下考司　2, 26, 27, 28, 57, 103, 133, 141, 143, 161, 166
Koch, D.　46
小松教之　63, 72
Komatsu, S.　14
子安増生　2, 26, 27, 57, 103, 143, 161
熊谷高幸　6

L

Laa, V.　40
Landry, S.　36
Langdell, T.　21
Leadbeater, B. J.　28, 166
Leekam, S.　10, 13, 16, 22
Leslie, A. M.　10, 12, 13, 14, 20, 23, 31, 44
Lewis, M.　153
Lord, C.　7
Loveland, K. A.　55, 145, 154, 155, 161
Loveland, S.　36

M

Mans, L.　54, 144
Maslin-Cole, C.　42, 46
Masur, E.　66
Matthews, W. S.　52
松川悦之　49

松本由美子　37, 63
Mawhood, L.　7
McClure, M. K.　145, 155
McKissick, F. C.　52, 53, 54, 55, 143, 144, 146, 149
Messer, D.　71, 158
Moore, C.　26, 45, 57, 143
Morgan, K.　42
森口奈緒美　1
Morissette, P.　80
Mundy, P.　31, 36, 37, 38, 39, 40, 41, 44, 45, 46, 55, 59, 63, 64, 65, 77, 78, 80, 122, 123, 126, 156, 162
村田幸次　34, 37, 63, 146
Murphy, C.　71, 158

N

Naito, M.　14
内藤美加　22, 103
中西由里　72
中根　晃　5
Neisser, U.　154, 161
Newman, C. J.　52, 53, 143, 144, 146, 149
Nightingale, N.　42
野村東助　4, 7

O

O'Connor, N.　20, 21
Ornitz, E. M.　5, 52
Ozonoff, S.　21, 42, 46

P

Perner, J.　10, 13, 15
Peterson, C.　10
Phillips, W.　15, 40
Piaget, J.　101
Premack, D.　8
Prutting, C. A.　35

R

Raver, C. C.　28, 166
Reddy, V.　122
Reed, T.　10
Rheigold, H.　38
Richard, M.　80

Ricks, M. 52,53,54,143,144,149
Ritvo, E. R. 5,52
Riviere, A. 40
Rogers, S. J. 42,46,47,49
Roth, D. 12,44
Russell, J. 21
Rutter, M. 5,7,15,34,37,50,63

S

Scaife, M. 38
Schopler, E. 120,164
Shaffer, H. 50,102
Shapiro, T. 46
Sherman, M. 46
Sherman, T. 36,37,41,63,77,122
Sherwood, V. 36,64,122,126
柴田幸一 106
白石正久 86,94,95,124
白瀧貞昭 49
ショプラー, E. 66
Siddons, F. 15,23,117
Sigman, M. 31,32,36,37,38,39,40,
　41,44,46,47,55,59,63,64,77,78,80,
　101,102,122,156
Sodian, B. 16,18
園原太郎 59,106
Sparrow, S. 23
Spiker, D. 52,53,54,143,144,149
Spitz, A. 15
Sroufe, L. A. 54,144
Stern, D. 110
Stranger, C. 153
杉山登志郎 4,8,61,121,122,123,131,
　133,140,141
Sullivan, M. W. 153
諏訪きぬ 106
Swettenham, J. 42

T

Tager-Flusberg, H. 21
田中昌人 95
田中杉恵 95
谷村 覚 26,156,161,162
Thaiss, L. 14
Tomasello, M. 38,39,45,59,65,80,
　83,84,154,158
Traverthen, C. 141,159

U・V・W

Ungerer, J. 32,36,37,41,46,47,63,
　77,101,102,122
Van Bourgondien, M. E. 120,164
若林慎一郎 20
Wallon, H. 162
Walls, S. 32,41,46
Waters, E. 32,41,46
Weeks, S. J. 21
Weiss, M. 153
Wellman, H. M. 15
West, M. 38
Wetherby, A. M. 35
Williams, D. 1
Wing, L. 7,11,123
Woodruff, G. 8

Y・Z

山田洋子 72,104,125
やまだようこ 85,86
山上雅子 20,101,102
山本淳一 163
山本政人 38
山崎晃資 4
Yirimiya, N. 40
百合本仁子 144
Zaitchik, D. 16

事 項 索 引

あ 行

愛着　157
愛着関係の質　106
愛着行動　101
愛着対象　106
愛着対象の成立　101
相手に見せる行動（showing）　33
後方向の指さし行動　151
後方向の指さし行動理解と発達年齢との関連　91
後方向の指さし行動理解と指さし行動の産出の個人内の連関　70
後方向の指さし理解　65
後方向の指さし理解課題と，ボールのやりとり課題，描画行為への反応課題の個人内連関　96
横断的研究　63
応答のジョイント・アテンション　157
応答のジョイント・アテンション行動　41
応答の指さし　151

か 行

快―不快と行動場面の随伴性　111
葛藤場面　116
カナーへの回帰　6
からかい（teasing）　122
カレンダー記憶　5
機能連関的なアプローチ　141
鏡像認知　52, 143
共同化された行為　84
共同化された対象　84
共有確認行動　68, 158
具体的行動を不安・不快な場面で求めるレベル　160
警戒（wariness）　153
結果として同時に同じ方向（対象）を見る行動（simultaneous looking）　84
言語・認知障害説　5

原叙述形（protodeclarative）の指さし　7, 35, 64
原命令形（protoimperative）の指さし　7, 35, 63
行為がもつ意味に自らの行為が巻き込まれてしまう　137
行為者としての他者理解　85, 113, 136, 158
行為者（agent）としての他者理解のレベル　57, 165
行為の意味に従属的に反応　115
高機能自閉症者の幼児期の回想　141
高機能の自閉症者　24
行動とその意味を一義的に結びつけた形での理解　113, 138
行動や場面と快―不快の随伴性　135
行動や場面と相対的に独立した形での他者理解　135
心の理論（theory of mind）　8
「心の理論」欠損仮説　102, 159
コミュニケーション機能　102
孤立型（aloof type）　7
困惑　153

さ 行

サリーとアン課題　10
参照視（referential looking）　34
自己意識行動　54, 144, 161
自己概念　143
"自己―他者"関係の成立　26
"自己―他者"の枠組み　145, 161
自己認知　161
自己を制御する他者（self regulating other）　110
指示待ち　165
自他の相補性　156
自他の同型性と個別性の理解　103
自他の同型性と相補性による個別性の理解　161
自他分化　43, 143

実験者の指を見る反応　89
実行機能（executive function）障害説　21
始発のジョイント・アテンション行動　41
自分の行為と相手の行為の随伴性　133
自閉症の早期発見　42
自閉症の三つ組み　11
社会的相互作用行動　36
縦断的研究　83
受動型（passive type）　7
ジョイント・アテンション　157
ジョイント・アテンション行動　31, 63, 83
象徴機能　102
常同行動（stereotype）　20
常同行動・同一性保持の質　106
情動知覚の障害　159
情動や意図などの独立した心的世界を有する主体として他者を理解　138
叙述の指さし　69
心的支えを求めるようになるレベル　160
新版K式発達検査の言語・社会領域の発達年齢　83
心理的安全基地（secure base）　50, 114
ストレンジ・シチュエーション　46
スマーティー課題　13
生態学的自己（ecological self）　154, 161
積極奇異型（active but odd type）　7
接近維持行動　101
早期幼児自閉症（early infantile autism）　3
相互主観的な（intersubjective）経験　49

た　行

対象指示機能　83
対象指示機能の理解　78
対象の永続性　146
対人的自己（interpersonal self）　154, 161
態度の二重性　131
他者概念　143
他者の行為の自分にとっての意味を理解　137
他者の心の存在を理解するレベル　57, 165
他者の心の内容の表象的理解を行うレベル　57, 165
他者理解　157
だまし（deception）　16
注意共有の機構（SAM）　26
挑発行為　121
DSM（Diagnostic and Statistical Manual of Mental Disorders）　3
デカップル　12
伝達意図をもつ行為者（intentional agent）として他者を理解　65, 84, 157
同一性保持（sameness）　20
道具的安全基地　110
とまどい（confusion）反応　151

な　行

内的作業モデル（internal working model）　49, 120, 163
認知的感情　15
能記―所記関係　64, 83
ノンバーバル・コミュニケーション行動　122

は　行

発達年齢　157
話し言葉　146
描画行為への反応課題　85
普遍的安心感　139
普遍的な安心感（feeling of security）　109
振る舞いとしての他者理解　106, 124
振る舞いとしての理解　81
プレイフルな情動　132
ポジティブな情動や興味・関心の共有　40
ボールのやりとり課題　85

ま　行

マーク課題　52, 143
「○○をしてくれる人」としての愛着対象　136
メタ表象　12

モジュール説　25
モデル構成的現場心理学　104, 125
モノトロピィー　50

や　行

指さし行動（pointing）　63

指さし行動の産出　72
指さし行動の自発的産出　69
指さし理解　83
要求行動　36
弱い中枢的統合（weak central coherence）　21

初 出 一 覧

　このもとになった研究は，以下の雑誌等に掲載発表されたものであるが，執筆に際し，加筆修正を加えた．

第1章　未発表
第2章　未発表
第3章　未発表
第4章　別府哲．(1996)．自閉症児におけるジョイントアテンション行動としての指さし理解の発達―健常乳幼児との比較を通して．発達心理学研究, **7**, 128-137.
第5章　別府哲．(1992)．自閉性障害児の発達と指導（II）：就学前幼児における応答的共同注意を中心とした発達連関的検討．岐阜大学教育学部研究報告（人文科学）第40号，270-283．
第6章　別府哲．(1994)．話し言葉をもたない自閉性障害幼児における特定の相手の形成．教育心理学研究, **42**, 156-166.
　　　　別府哲．(1997)．自閉症児の愛着行動と他者の心の理解．心理学評論, **40**, 145-157.
第7章　別府哲．(1995)．自閉症児のからかい行動（teasing）の発達I．日本教育心理学会第37回大会発表論文集，306．
　　　　別府哲．(1999)．挑発行為を頻発した自閉症幼児における他者理解の障害と発達．発達心理学研究, **10**, 88-98.
第8章　別府哲．(1994)．自閉症児の鏡像認知―ルージュ課題の反応を通して．日本教育心理学会第36回大会発表論文集，541．
　　　　別府哲．(2000)．自閉症幼児における鏡像認知．発達障害研究, 22, 210-218.
第9章　未発表

あとがき

　筆者が，自閉症を持つ子どもとはじめて出会ったのは，大学院生時代であった。就学前の通園施設に通っていたM君は，2時間中ずっと部屋を走り回り，ときどき立ち止まると，砂を鍋に入れ，蓋をして，おわんに砂を入れるパターン化した行動を繰り返し続けていた。その時，初めてM君の担当となった筆者は，彼に関わろうとすればするほどそれを拒否され，次第にどうやって関わっていいのかわからず，途方にくれてしまったことを覚えている。今から思えば筆者の未熟さがそうさせたのであろうが，その時は自閉症という障害を持つ人は，まさに「人々との情緒的接触を通常の形で持ち合わせないで，この世に生まれてきた」（Kanner, 1943）人たちであるという印象を持ったのもまた事実である。

　その後，発達相談や，就学前通園施設，養護学校作業所などで，さまざまな自閉症の人たちと出会う機会を得た。しかし，そこで次第に形作られた自閉症の印象は，当初のものとはかなり違っていた。確かに自閉症の人たちは，私たちが通常行うやりとりは成立しにくい。視線回避，さまざまなこだわりはそれを如実にあらわしている。しかし，さまざまな関わりを行っていくと，自閉症の人たちは周りの世界を決して拒否しているのではないことに気づいた。そして次第に，自閉症の人は，過敏なほど周りの世界を感じとっている人たちなのではないかと思えてきたのである。それは環境世界に対してだけでなく，対人世界に対してもそうなのである。それを実感させられたエピソードのいくつかは，第6章・第7章でのB君，A君の事例の中でふれた。拒否しているのでないとすれば，自閉症の人たちは，他者をどのように把捉し理解しているのだろうか。なぜ敏感に感じとっているのに，人とのやりとりがなかなかできないのだろうか。自分自身の自閉症に対する印象の大きな変化が，そのような研究の問題関心をふくらませてきたように思う。

　この本は，この問題意識に基づいた約10年間の研究をまとめたものである。新しい課題を開拓しながら研究してきたつもりであったが，このようにしてふ

りかえってみると，最初にいだいた同じ問題意識に，答えが見つからないまま何度もぶつかり続けてきた繰り返しであったように思う。特に，この課題にどのようにしたらアプローチできるのかについては，試行錯誤の連続であった。しかし，横断的な実験研究に加えて，第6章・第7章の縦断的な事例研究を5年間のスパンで取り組んでみたことで，この問題意識がそれほど的外れでもないという実感を得ることができた。まだ，他者理解という大きなテーマからいえば，ここで明らかにできたことは，その入り口を垣間みた程度である。しかし，この実践から得た問題意識に確信をもって研究を発展させることが，少しでも教育実践に環流する研究につながると願い，自分自身の今後の研究の励みとしたい。

本書は，1999（平成11）年7月に京都大学から博士（教育学）を授与された学位論文「自閉症幼児のジョイント・アテンション，愛着，鏡像認知にみる他者理解の発達と障害」を書き改め改題し，2000（平成12）年度「科学研究費補助金（研究成果公開促進費）学術図書（課題番号・125211）」の助成を受けて刊行するものである。

本論文をまとめるにあたって，京都大学教育学研究科教授の子安増生先生には，上記学位論文の審査のみならず，さまざまな段階で暖かい指導と助言をいただいた。他者理解を考える際に重要な視座を与えられた「心の理論」研究に目を向けるきっかけを与えてくださっただけでなく，研究者養成を行う教育者としてもさまざまなことを教えていただいた。また，学部大学院在学中に指導をしていただいた坂野登先生（京都大学名誉教授・現神戸親和女子大学）には，研究者としての厳しさとやさしさをさまざまな場面で教えていただいた。また，京都大学山田洋子教授，吉川左紀子助教授には学位論文の審査に際して多くの示唆をいただいた。ここに諸先生方により感謝の言葉を申し上げたい。

最後に，研究に際しては，事例A君・B君とそのご家族をはじめとして，これまで関わってきた就学前通園施設，養護学校の皆さんに多大なご協力をいただいた。この場をお借りして，お礼を申し上げたい。

2000年8月

別府　哲

執筆者紹介

別府　哲（べっぷ　さとし）
1960年生まれ
1983年　京都大学教育学部卒業（教育心理学専攻）
1986年　京都大学大学院教育学研究科修士課程終了
1988年8月　京都大学大学院教育学研究科博士課程中退
1988年9月　岐阜大学教育学部助手
1992年　同助教授（2007年より准教授），現在に至る
1999年　教育学博士（京都大学）

主要著書・論文
「障害児の内面世界をさぐる」 1997　全国障害者問題研究会出版部
「赤ちゃんの認識世界」（共著） 1999　ミネルヴァ書房
「自閉性障害児者の発達と教育」 2000　クリエイツかもがわ
「話し言葉をもたない自閉性障害幼児における特定の相手の形成の発達」 1994　教育心理学研究，42，156-166（1994年度日本教育心理学会城戸奨励賞）
「自閉症児におけるジョイントアテンション行動としての指さし理解の発達：健常乳幼児との比較を通して」 1996　発達心理学研究，7，128-137（第7回日本発達心理学会論文賞）

自閉症幼児の他者理解

2001年2月20日　初版第1刷発行　　定価はカヴァーに表示してあります
2007年9月20日　初版第4刷発行
　　　　　　　　著　者　別府　哲
　　　　　　　　発行者　中西　健夫
　　　　　　　　発行所　株式会社ナカニシヤ出版
　　　　　　　　〒606-8161 京都市左京区一乗寺木ノ本町15番地
　　　　　　　　　　TEL 075-723-0111
　　　　　　　　　　FAX 075-723-0095
　　　　　　　　　　郵便振替　01030-0-13128
　　　　　　　　　　URL http://www.nakanishiya.co.jp/
　　　　　　　　　　Email iihon-ippai@nakanishiya.co.jp

印刷・創栄図書印刷／製本・兼文堂
Copyright © 2001 by S. Beppu
Printed in Japan
ISBN978-4-88848-601-9　C3011